高血压社区综合管理实用技术

武 鸣 张永青 卢新政 主 编

U0380235

东南大学出版社
SOUTHEAST UNIVERSITY PRESS
·南京·

图书在版编目(CIP)数据

高血压社区综合管理实用技术 / 武鸣,张永青,卢
新政主编. — 南京：东南大学出版社，2022.5

ISBN 978-7-5641-9905-0

Ⅰ.①高⋯ Ⅱ.①武⋯ ②张⋯ ③卢⋯ Ⅲ.①高血压
—诊疗 Ⅳ.①R544.1

中国版本图书馆 CIP 数据核字(2021)第 258721 号

责任编辑:郭 吉 责任校对:子雪莲 封面设计:余武莉 责任印制:周荣虎

高血压社区综合管理实用技术
Gaoxueya Shequ Zonghe Guanli Shiyong Jishu

主 编	武 鸣 张永青 卢新政
出版发行	东南大学出版社
社 址	南京市四牌楼 2 号(邮编:210096 电话:025-83793330)
经 销	全国各地新华书店
印 刷	江阴金马印刷有限公司
开 本	787mm×1092mm 1/16
印 张	10
字 数	260 千字
版 次	2022 年 5 月第 1 版
印 次	2022 年 5 月第 1 次印刷
书 号	ISBN 978-7-5641-9905-0
定 价	59.00 元

本社图书若有印装质量问题,请直接与营销部联系,电话:025-83791830。

《高血压社区综合管理实用技术》编委会

主　编
武　鸣　张永青　卢新政

副主编
冯圆圆　潘晓群

参编人员
林　萍　陈秀梅　万亚男　姜碧佳　张　毅

前　　言

习近平总书记指出，没有全民健康，就没有全面小康。人民健康是民族昌盛和国家富强的重要标志，是经济社会发展的基础条件，也是广大人民群众的共同追求。党的十八大以来，随着我国全面建设小康社会的推进，人民的健康水平明显提高，精神面貌焕然一新。然而，社会发展和经济进步在带给人们丰富物质享受的同时，我国卫生事业的发展面临着新的问题和挑战，高血压、糖尿病等慢性病已经成为影响我国居民健康的重要因素，也是导致居民健康改善速度下降，医疗费用快速增长的主要原因。

心脑血管疾病具有高患病率、高致残率、高复发率和高死亡率的特点，给家庭和社会带来了沉重的经济负担。因此，采取综合措施预防高血压及其并发症的发生，是切实提高居民健康水平和生存质量、有效降低医疗费用的重要手段，也是推动地方经济发展的民生工程，更是和谐社会和健康策略的重要体现。高血压的防控要坚持防治结合、联防联控、群防群控，因此，全社会都应当积极行动起来，坚持政府主导、部门合作、动员社会、全民参与的防控策略，要以社区为平台，强化家庭和高危个体健康生活方式指导及干预。基层医疗卫生机构要针对高血压患者及高危人群，通过开展个体化健康管理、生活方式指导和自我管理相关技能指导服务，形成健康自我管理、人际互助的社会氛围，有效降低居民的健康风险。

本书结合中国国情，积极响应我国重心下沉、关口前移的卫生方针，针对高血压高危人群及患者的主要危险因素开展干预，对预防和诊治高血压及其防止并发症的发生、提高患者生存质量具有重要的社会价值。本书可供卫生行政部门、各级疾控中心慢性病防控人员、社区医护人员在开展高血压社区综合防控工作时参考，也适合社区居民、慢性病患者和高危人群自学。书中存在的不足之处，敬请广大读者批评指正。

编者

2021 年 11 月 16 日

目　　录

上　篇

下　篇

上　篇

第一章　高血压概述以及高血压患者健康管理

第一节　高血压的流行现状和危害

一、高血压的流行现状

随着我国经济社会发展和居民生活水平不断提高，人口老龄化和不健康生活方式的影响，以心脑血管疾病、癌症等为主的慢性非传染性疾病（简称慢性病）已经成为影响我国居民健康的主要社会问题。2019 年我国因慢性病而死亡的人数占总死亡人数的88.5%，其中心脑血管疾病、癌症、慢性呼吸系统疾病死亡所占的比例为 80.7%，由心脑血管疾病、癌症、慢性呼吸系统疾病和糖尿病等四类重大慢性病导致的我国 30—70 岁居民过早死亡率为 16.5%，慢性病防控工作面临着严重挑战。全球疾病负担研究表明，高血压已经成为我国人群伤残调整寿命年（DALY）的第 1 位贡献者，对全因死亡的贡献更达24.6%。国家卫生健康委 2020 年发布的《中国居民营养与慢性病状况报告（2020）》中显示，我国 18 岁以上居民高血压的患病率为 27.5%。与 2015 年 18 岁以上成年人高血压患病率 25.2%相比，我国居民高血压的患病率呈现上升趋势。

二、高血压的危害

高血压是一种世界性的常见病，是指以体循环动脉压（收缩压和/或舒张压）持续升高为主要表现的一系列临床症状的综合征。在未使用降压药物的情况下，对第一次发现收缩压≥140 mmHg 和/或舒张压≥90 mmHg 的居民，在去除可能引起血压升高的因素后预约其复查，非同日 3 次测量血压均高于正常，可初步诊断为高血压。高血压可分为原发性高血压和继发性高血压两种。2012—2015 年中国高血压调查研究中，女性高血压知晓率为 55.3%，男性高血压知晓率为 47.6%。《江苏省慢性病及危险因素报告（2013 年）》中显示：江苏省 18 岁及以上城乡居民高血压患病率为 28.9%，高血压知晓率为 43.2%，健康管理率为 67.7%，治疗率为 89.9%，采取药物治疗措施的高血压患者中血压控制率为35.4%。从以上数据可以看出，有超过一半的高血压患者不知道自己得了高血压，很多患者是体检或去医院就诊偶尔测血压时才发现血压升高，还有部分患者因为发生了心脏病、脑卒中等并发症住院治疗，才知道自己得了高血压，但已失去最佳治疗机会。血压水平与心脑血管病发病和死亡风险之间存在密切因果关系，是影响人类健康和寿命的重要危险因素。监测数据表明，在心血管和脑血管病中，高血压造成的早逝损失寿命年数（YLL）所占比例分别达到 64.5%和 72.8%。高血压在所有心脑血管疾病的危险因素中居于首位。高血压主要损害靶器官动脉,引起动脉痉挛、粥样硬化、动脉血管狭窄甚至堵塞,从而影响靶器官的功能。

三、我国高血压人群心脑血管风险的特点

高血压可引起脑卒中、短暂性脑缺血发作、血管性痴呆等疾病。我国人群监测数据显示,心脑血管疾病死亡率占总死亡率的 40% 左右,脑卒中的年发病率为 250/10 万,冠心病的年发病率为 50/10 万。临床治疗数据显示,西方国家高血压人群中脑卒中和心肌梗死的发病比约为 1:1。与西方国家不同,我国人群脑卒中高发,高血压患者中,发生脑卒中的人数是冠心病发病人数的 5—8 倍。相关文献报道,30% 脑卒中患者在第一次发病时就被夺去了生命,大部分患者遗留失语、偏瘫等残疾。

四、我国人群高血压发病的重要危险因素

高血压的危险因素很多,包括遗传因素、年龄、种族以及不健康的生活方式,其中高钠和低钾饮食、超重和肥胖、过量饮酒和吸烟、长期精神紧张等因素对高血压的影响较大。

1. 高钠和低钾饮食

钠、钾离子都是人体内的宏量元素,分别占体重的 0.15%、0.35%,钾主要存在于细胞内液中,钠则存在于细胞外液中,人体内的钾和钠离子必须彼此均衡,过多的钠离子会使体内钾离子随尿液流失,过多的钾离子也会使钠严重流失。根据世界卫生组织发布的新指南,成年人每天摄入钠不应超过 2 000 mg,即不应超过 5 g 盐,每日至少摄入钾 3 510 mg。钠摄入过量或者钾摄入不足的人群,高血压患病率会增加,这也会增加心脏疾病及中风的患病风险。中国居民膳食营养素推荐成年人每天钠的摄入量为 1 500 mg,钾的摄入量为 2 000 mg。成年人每天正常摄入的钠、钾离子可以维持体液渗透压和酸碱平衡,保持神经和肌肉的应激性,调节生理功能。既往研究已证明,食盐摄入过多与高血压密切相关,每天食盐摄入增加 2 g,可使收缩压平均升高 2 mmHg,舒张压平均升高 1.2 mmHg,高血压患病风险显著增加。高盐、高糖、高脂等不健康饮食习惯是引起肥胖、心脑血管疾病、糖尿病及其他代谢性疾病和肿瘤的危险因素。2016 年全球疾病负担研究结果显示,饮食因素导致的疾病负担占到 15.9%,已成为影响人群健康的重要危险因素。保持合理膳食以及减少每日食用油、盐、糖摄入量,有助于降低肥胖、糖尿病、高血压、脑卒中、冠心病等疾病的患病风险。

2. 超重和肥胖

超重和肥胖显著增加人群全因死亡的风险,同时也是高血压患病的重要危险因素。近年来,我国人群超重和肥胖的比例显著增加,2012 年全国 18 岁及以上成人超重率为 30.1%,肥胖率为 11.9%,与 2002 年相比分别增长了 32.0% 和 67.6%;6—17 岁儿童青少年超重率为 9.6%,肥胖率为 6.4%,与 2002 年相比分别增加了 1 倍和 2 倍。国家卫生健康委 2020 年发布的《中国居民营养与慢性病状况报告(2020)》显示,城乡各年龄组居民的超重率、肥胖率都在继续上升,有超过一半的成年居民超重或肥胖,6—17 岁、6 岁以下儿童青少年超重率、肥胖率分别达到 19% 和 10.4%。居民不健康生活方式仍然普遍存在,膳食脂肪供能比持续上升,农村首次突破 30% 推荐上限。居民超重、肥胖问题不断凸显,慢性病患病率、发病率仍呈上升趋势。中国成年人超重和肥胖与高血压发病关系的随访研究发现,随着体重指数(BMI)的增加,超重组和肥胖组的高血压发病风险是正常体重组的 1.16—1.28 倍。

3. 吸烟和过量饮酒

烟草烟雾中含有多种已知的致癌物。有充分证据表明吸烟可以导致多种恶性肿瘤，还会导致呼吸系统和心脑血管系统等多个系统疾病。根据世界卫生组织报告，每3个吸烟者中就有1个死于吸烟相关疾病，吸烟者的平均寿命比非吸烟者缩短10年。烟草对健康的危害已经成为当今世界最严重的公共卫生问题之一。我国现有吸烟者逾3亿，每年因吸烟相关疾病而死亡的人数超过100万，因二手烟暴露而死亡的人数超过10万。2018年我国15岁以上人群烟草使用现况调查数据显示，我国15岁及以上人群现在吸烟率为26.6%，其中，男性人群现在吸烟率为50.5%，女性人群现在吸烟率为2.1%，农村人群现在吸烟率（28.9%）高于城市人群现在吸烟率（25.1%）。《江苏省慢性病及危险因素报告（2013年）》显示，2013年江苏省18岁及以上居民现在吸烟率为22.3%，18岁以上居民饮酒率为32.6%。18岁及以上饮酒者平均每日酒精摄入量为25.0 g，其中男性为29.3 g，女性为6.7 g，男性约为女性的4倍，农村高于城市。相关研究证明，减少酒精摄入量能够改善心血管健康，减少心血管疾病的发病风险。

4. 长期精神紧张

心理健康是人在成长和发展过程中，认知合理、情绪稳定、行为适当、人际和谐、适应变化的一种完好状态，是健康的重要组成部分。随着我们国家经济和社会的快速发展，人们的生活节奏、工作压力都在明显加大，我国居民中有心理行为问题和精神障碍的人逐渐增多，民众心理健康问题日益凸显。2019年相关调查数据显示，我国抑郁症的患病率达到2.1%，焦虑障碍的患病率是4.98%，抑郁症和焦虑症这两种疾病的患病率超过7%。当前，我国有常见精神障碍和心理行为问题的人逐年增多，个人极端情绪引发的恶性案（事）件时有发生。同时，公众对常见精神障碍和心理行为问题的认知率仍比较低，更缺乏防治知识和主动就医意识，部分患者及家属仍然有病耻感。加强心理健康促进，有助于促进社会稳定和人际关系和谐，提升公众幸福感。长期精神紧张是高血压患病的危险因素。精神紧张可激活交感神经从而使血压升高，因此，要教育慢性病患者树立战胜疾病的信心，配合医生积极治疗，主动向医生咨询慢性病自我管理的知识、技能，并在医生指导下，做好自我管理，延缓病情进展，减少并发症。同时，要学会及时疏导不良情绪，营造相互理解、相互信任、相互支持、相互关爱的工作环境和融洽的家庭关系，减少高血压的发生。

5. 其他危险因素

除了以上因素外，其他危险因素还包括年龄、高血压家族史、缺乏体力活动等。

第二节　我国慢性病防治策略与规划

一、健康中国战略

2015年10月召开的党的十八届五中全会从维护全民健康和实现长远发展的角度出发，提出"推进健康中国建设"的战略目标。2016年8月全国卫生与健康大会在北京召开，中共中央总书记、国家主席、中央军委主席习近平出席会议并发表重要讲话。他强调，没有全民健康，就没有全面小康。要把人民健康放在优先发展的战略地位，以普及健康生活、优化健康服务、完善健康保障、建设健康环境、发展健康产业为重点,加快推进健康中国建设,努力全方位、全周期保障人民健康,为实现"两个一百年"奋斗目标、实现中华民族伟大复兴的中国梦打下坚实健康基础。习总书记指出,在推进健康中国建设的过程中,我们要坚持中国特色卫生与健康发展道路,把握好一些重大问题。要坚持正确的卫生与健康工作方针,以基层为重点,以改革创新为动力,预防为主,中西医并重,将健康融入所有政策,人民共建共享。要坚持基本医疗卫生事业的公益性,不断完善制度、扩展服务、提高质量,让广大人民群众享有公平可及、系统连续的预防、治疗、康复、健康促进等健康服务。要坚持提高医疗卫生服务质量和水平,让全体人民公平获得。这些都凸显了党中央、国务院对维护人民健康的高度重视和坚定决心。

为推进健康中国建设,提高人民健康水平,根据党的十八届五中全会战略部署,2016年10月中共中央、国务院印发了《"健康中国2030"规划纲要》,《纲要》中提出的战略目标之一是降低重大慢性病过早死亡率,2020年比2015年降低10%,2030年比2015年降低30%。《纲要》中提出的重要举措包括强化覆盖全民的公共卫生服务,通过实施慢性病综合防控战略,加强国家慢性病综合防控示范区建设;强化慢性病筛查和早期发现,针对高发地区重点癌症开展早诊早治工作,推动癌症、脑卒中、冠心病等慢性病的机会性筛查;基本实现高血压、糖尿病患者健康管理全覆盖,逐步将符合条件的癌症、脑卒中等重大慢性病早诊早治适宜技术纳入诊疗常规。

《"健康中国2030"规划纲要》是推进健康中国建设的宏伟蓝图和行动纲领。从健康生活入手,帮助人们掌握科学的健康知识和技能,养成良好的生活习惯,这是对疾病挑战最直接、最积极主动的应对。全社会每一个公民都要增强责任感、使命感,全力推进健康中国建设,为实现中华民族伟大复兴和推动人类文明进步做出更大贡献。

2017年10月18日习近平总书记在中国共产党第十九次全国代表大会上的报告中指出:中国特色社会主义进入新时代,我国社会主要矛盾已经转化为人民日益增长的美好生活需要和不平衡不充分的发展之间的矛盾。要实施健康中国战略。人民健康是民族昌盛和国家富强的重要标志。要完善国民健康政策,为人民群众提供全方位全周期健康服务。深化医药卫生体制改革,全面建立中国特色基本医疗卫生制度、医疗保障制度和优质高效的医疗卫生服务体系,健全现代医院管理制度。加强基层医疗卫生服务体系和全科医生队伍建设。全面取消以药养医,健全药品供应保障制度。坚持预防为主,深入开展爱国卫生运动,倡导健康文明生活方式,预防控制重大疾病。推动慢性病防治是健康中国的重要内容之一。近年来,通过实践政府主导、部门协作、社会参与的慢性病防控模式,我国在全国范围开展了慢性病综合防控示范区建设、健康城市创建等工作,政府在慢性病防控中发挥着越来越大的作用,我国慢性病发病率和死亡率增长的趋势已经得到有效遏制。

二、健康中国行动

党的十九大做出了实施健康中国战略的重大决策部署,充分体现了党对维护人民健康的坚定决心。为积极应对当前突出的健康问题,必须关口前移,采取有效干预措施,努力使群众不生病、少生病,提高群众生活质量,延长群众健康寿命。这是以较低成本取得较高健康绩效的有效策略,是解决当前健康问题的现实途径,是落实健康中国战略的重要举措。为此,健康中国行动推进委员会组织各方面专家制定了《健康中国行动(2019—2030年)》。《健康中国行动(2019—2030年)》以习近平新时代中国特色社会主义思想为指导,全面贯彻党的十九大和十九届二中、三中全会精神,认真落实党中央、国务院决策部署,坚持以人民为中心的发展思想,牢固树立"大卫生、大健康"理念,坚持预防为主、防治结合的原则,以基层为重点,以改革创新为动力,中西医并重,把健康融入所有政策,针对重大疾病和一些突出问题,聚焦重点人群,实施一批重大行动,政府、社会、个人协同推进,建立健全健康教育体系,引导群众建立正确健康观,形成有利于健康的生活方式、生态环境和社会环境,促进以治病为中心向以健康为中心转变,提高人民健康水平。

《健康中国行动(2019—2030年)》中提出了十五个行动,其中心脑血管行动是针对我国心脑血管疾病具有高患病率、高致残率、高复发率和高死亡率的特点,带来了沉重的社会及经济负担而提出的。据估计全国现有高血压患者2.7亿、脑卒中患者1 300万、冠心病患者1 100万。高血压、血脂异常、糖尿病,以及肥胖、吸烟、缺乏体力活动、不健康饮食习惯等是心脑血管疾病主要的且可以改变的危险因素。对这些危险因素采取干预措施不仅能够预防或推迟心脑血管疾病的发生,而且能够和药物治疗协同作用,预防心脑血管疾病的复发。行动目标是:到2022年和2030年,心脑血管疾病死亡率分别下降到209.7/10万及以下和190.7/10万及以下;30岁及以上居民高血压知晓率分别不低于55%和65%;高血压患者规范管理率分别不低于60%和70%;高血压治疗率、控制率持续提高;所有二级及以上医院卒中中心均开展静脉溶栓技术;35岁及以上居民年度血脂检测率不低于27%和35%;乡镇卫生院、社区卫生服务中心提供6类以上中医非药物疗法的比例达到100%,村卫生室提供4类以上中医非药物疗法的比例分别达到70%和80%;鼓励开展群众性应急救护培训,取得培训证书的人员比例分别提高到1%及以上和3%及以上;提倡居民定期进行健康体检;18岁及以上成人定期自我监测血压,血压正常高值人群和其他高危人群经常测量血压;40岁以下血脂正常人群每2—5年检测1次血脂,40岁及以上人群至少每年检测1次血脂,心脑血管疾病高危人群每6个月检测1次血脂。

三、我国慢性病防治规划

在充分借鉴国际经验并立足国情的基础上,我国政府也在不断地调整慢性病防治策略,经历了由临床诊治为主转向以社区综合防控为主的发展过程。国家先后出台了一系列慢性病防治公共政策,以应对慢性病持续高发带来的挑战。

1997年《中共中央、国务院关于卫生改革与发展的决定》中明确提出:随着我们工业化、城市化、人口老龄化进程的加快,我国面临着慢性病与新发传染病的双重负担。强调要以农村为重点,预防为主,中西医并重,动员全社会参与,积极开展慢性病防治工作。在我国卫生发展规划中,从"十五"规划到"十二五"卫生事业规划,都提出了针对慢性病要实施三级预防,积极推进全人群和高危人群相结合的慢性病防治工作,并提出建立覆盖城乡的慢性病防控体系,推进医药卫生事业改革发展,增加对慢性病的专项投入。

为贯彻落实《中共中央、国务院关于深化医药卫生体制改革的意见》,积极做好慢性病预防控制工作,遏制我国慢性病快速上升的势头,保护和增进人民群众身体健康,促进经济社会可持续发展,根据我国慢性病流行和防治情况,2012年5月21日,原卫生部等15部门印发了《中国慢性病防治工作规划(2012—2015年)》,把"人均期望寿命提高1岁"作为健康核心目标,着力打造慢性病防治服务体系,建立慢性病综合防治工作机制,明确"十二五"期间慢性病防治的具体目标和策略措施,明确各级政府和各相关部门在慢性病防治工作中的职责,并提出将健康融入各项公共政策的发展战略。并把加强慢性病防治工作作为改善民生、推进医改的重要内容,通过采取有力有效措施,尽快遏制慢性病高发态势。

为深入贯彻习近平总书记系列重要讲话精神和治国理政新理念新思想新战略,认真落实党中央、国务院决策部署,为加强慢性病防治工作,减轻疾病负担,提高居民健康期望寿命,努力全方位、全周期保障人民健康,依据《"健康中国 2030"规划纲要》,2017 年 1 月 22 日,国务院办公厅发布了《中国防治慢性病中长期规划(2017—2025 年)》(以下简称《规划》),这是首次以国务院名义印发慢性病防治规划,目的为加强慢性病防治工作。《规划》坚持正确的卫生与健康工作方针,以提高人民健康水平为核心,以深化医药卫生体制改革为动力,以控制慢性病危险因素、建设健康支持性环境为重点,以健康促进和健康管理为手段,提升全民健康素质,降低高危人群发病风险,提高患者生存质量,减少可预防的慢性病发病、死亡和残疾,实现由以治病为中心向以健康为中心转变,促进全生命周期健康,提高居民健康期望寿命,为推进健康中国建设奠定坚实基础。《规划》目标为到 2020 年、2025 年慢性病防控环境显著改善,力争 30—70 岁人群因心脑血管疾病、癌症、慢性呼吸系统疾病和糖尿病导致的过早死亡率较 2015 年分别降低 10% 和 20%,逐步提高居民健康期望寿命,有效控制慢性病负担。

四、与慢性病防控相关的医改方案

2009 年《中共中央、国务院关于深化医药卫生体制改革的意见》和《医药卫生体制改革近期重点实施方案(2009—2011 年)》提出:公共卫生要重心下沉、关口前移,搞好健康促进。新医改方案中将高血压、糖尿病和老年健康管理作为国家基本公共卫生服务的主要内容。以落实新医改为契机,我国慢性病防治体系不断完善。

国家基本公共卫生服务项目是促进基本公共卫生服务逐步均等化的重要内容,自 2009 年启动以来,人均基本公共卫生服务经费补助标准从 25 元提高到 2019 年的 75 元,服务内容也不断增加。服务规范对基层医疗机构针对原发性高血压患者的服务内容、流程、要求、工作指标及服务记录表做出了规定。各地结合全科医生制度建设、分级诊疗制度建设和家庭医生签约服务等工作,不断改进和完善服务模式。国家卫健委先后组织专家对规范进行修订和完善,2017 年下发了《基本公共卫生服务规范(第三版)》,可以作为医疗机构为居民提供免费服务的参考依据,也可以作为各级卫生行政部门开展绩效考核的依据。

五、慢性病防治策略

随着医改方案的落实,我国逐步形成了适合我国国情的慢性病防治策略,其核心内容包括:

1."123"目标

"1 升 2 早 3 降":"1 升"是提高居民健康行为,"2 早"是早发现、早治疗,"3 降"是降低慢性病的发病率、病残率和死亡率。

2."333"措施

面向 3 类人群:一般人群、高危人群和患者。关注 3 个环节:控制危险因素、早诊早治和规范性治疗。运用 3 种手段:健康促进、健康管理和疾病管理。

3."444"重点

4 种主要慢性病:心脑血管病、恶性肿瘤、糖尿病和慢性呼吸系统疾病。4 种主要生物危险因素:血压升高、血糖升高、血脂升高和超重(或肥胖)。4 种主要危险因素:烟草使用、不健康膳食、身体活动不足和过量饮酒。

第三节 高血压社区防治问题与对策

高血压的防控需要全社会的广泛参与,健康中国建设提出要实现以治病为中心向以健康为中心转变,就是要将高血压的防控由以卫生部门为主导的重点人群策略转向全社会共同参与的全人群策略,建立和完善政府主导、部门协作、动员社会、全民参与的慢性病综合防控机制,积极探索慢性病防治体系建设,明确综合性医疗机构、基层医疗机构和专业公共卫生机构在慢性病防控中的职责,并建立完善监管督导机制,探索不同人群健康干预和管理的适宜技术,提升慢性病防控能力建设和居民健康素养水平。

一、基层高血压管理的主要问题

原卫生部和原国家卫生计生委下发的《国家基本公共卫生服务规范》(2009 版、2011 版和第三版)中,根据基层卫生服务机构的特点,制定了高血压筛查或高血压患者健康管理的工作流程,要求基层医生按照规范和工作流程来开展工作。以社区卫生服务体系为依托平台,开展高血压患者健康管理,服务对象为诊断明确的 35 岁及以上原发性高血压患者,服务内容包括对社区居民进行健康信息收集、健康档案建立,开展随访与评估,对发现的健康危险因素进行指导与干预。目前我国基层卫生机构虽然在高血压患者健康管理工作中取得了一定成绩,但是还存在一些问题与不足。主要问题包括:

1. 社区高血压患者依从性不好,控制率较低

2012—2015 年中国高血压调查研究中,女性高血压控制率为 18.2%,男性高血压控制率为 15.3%,城市居民高血压控制率为 20.4%,农村居民高血压控制率为 13.6%。《江苏省慢性病及危险因素报告(2013 年)》中显示:江苏省 18 岁及以上城乡居民中高血压治疗后控制率为 35.4%,男性、女性高血压治疗后控制率分别为 33.8%和 36.9%,城市、农村高血压治疗后控制率分别为 39.4%和 32.4%。我们可以看出农村地区高血压患者的控制率低于城市地区,主要原因可能是农村地区患者文化水平较低、知识普及度低、自我保健意识差、空巢老人普遍经济条件差等因素严重制约了高血压患者的治疗效果与康复,管理效果有待提高。

2. 基层医疗卫生人员的素质和服务水平有待提高

基本公共卫生服务项目实施以来,基层医疗机构专业人员的业务素质和服务能力与实际需求相比仍然存在差距,基层医疗卫生专业人员缺乏,呈现年龄偏大、学历和职称偏低等问题,基层卫生机构中仍存在重治疗、轻预防的现象。因此,卫生行政部门和业务指导机构一方面要采取优惠政策培养和引进人才,另一方面要整合各方资源,加强基层人员业务培训,尽快提高基层卫生服务中心医务人员对高血压等慢性疾病的诊治能力,满足群众需求。

3. 医联体和双向转诊机制未发挥作用

目前很多地区存在社区居民对全科医生的医疗水平不信任,不愿意去社区看病,得了慢性病、常见病仍然是治疗在大医院,康复也在大医院,让基层工作的全科医生感到所学知识无用武之地。很多县区医联体建设以松散型为主,综合医院未能充分发挥技术优势对基层进行指导,各级医疗机构受到经济利益驱使,双向转诊机制并未真正落实,导致转到上级医院的多,而转回社区的病人很少。很多基层医疗机构没有与对口的上级综合医院签订协议,基层医疗机构患者健康管理系统与综合医院的 HIS 信息系统不能对接,转诊患者的信息很难获得,不能及时获得患者的就诊信息,存在发现新患者困难和随访信息不全面的问题。因此,综合医院与基层医疗机构要建立紧密型医联体,信息互联互通,真正落实双向转诊,同时在人员职称评比和绩效工资发放比例上向基层倾斜,吸引更多的人才去基层服务。

4. 卫生行政部门和公共卫生机构对基层指导和绩效考核有待加强

公共卫生机构在高血压患者管理工作中承担技术指导、项目管理工作,但是由于目前公共卫生机构体系不完善,公共卫生机构对参与基层高血压防控工作的积极性不高,对项目的技术指导和考核管理不到位。因此,各级卫生行政部门要研究制订相关政策措施并组织实施,牵头开展项目评价、指导检查、人员培训、信息监测等工作,明确项目任务,建立完善分条线协同推进工作机制,不断强化基本公共卫生服务项目业务条线管理的主体责任。各业务条线在推进国家基本公共卫生服务项目任务落实过程中,进一步落实"同方案、同部署、同指导、同考核、同奖惩"协同工作机制,把基本公共卫生项目工作作为本条线的业务工作的重点,一并部署,一并推动。

二、做好基层糖尿病患者管理的主要对策

实施国家基本公共卫生服务项目,是实施健康中国战略、推进基本公共服务均等化的重要内容;体现公共医疗卫生事业的公益性,是党和政府的实事工程、德政工程、民心工程。为了进一步做好高血压患者的健康管理工作,提高管理效果,让更多的患者受益,真正改善城乡居民的健康状况,基本公共卫生服务的实施过程中应该将全科医生作为基层医疗服务的主体,并把提高城乡居民对健康服务的感受度作为工作目标,各地积极探索建立紧密型的医院-社区一体化管理模式,不断完善基层医疗考核机制以及工作评价体系,使基层医务人员有热情、有动力去完成医疗服务,主要对策包括:

1. 积极探索家庭医生签约制服务,吸引更多患者到社区去就诊

结合基层医疗卫生机构综合改革和全科医生制度建设,加快推进家庭医生签约服务,为居民提供个性化的、连续的健康管理,并辐射到患者家人和周围的人群。签约服务原则上应当采取团队服务形式,家庭医生团队主要由家庭医生、社区护士、公共卫生医师等组成。基层医疗卫生机构要明确家庭医生团队的工作任务、工作流程、制度规范及成员职责分工,并定期开展绩效考核。辖区内有业务指导能力的综合医院应提供技术支持,对基层制定一些优惠政策,使社区团队签约服务与大医院的医疗服务形成互补。

2. 完善基层医生规范化培训机制和课程,提高基层医生专业水平

高血压等慢性病健康管理涉及的内容较广泛,包括健康信息监测、健康档案建立、健康风险评估、健康教育干预等。要充分利用各种优质资源,发挥综合医院专家的技术优势,建立线上和线下培训平台,采取线上知识培训和选派基层医生短期进修学习、专家下基层坐诊等形式,不断提高社区医生技术水平。

3. 完善医疗保险对慢性病的保障作用,提高高血压患者治疗依从性

探索针对不同收入患者制定不同的报销比例,提高低收入人群报销比例,增加高血压患者门诊报销比例及报销额度,降低门诊报销起付标准。相关部门应当提供慢性病专项资金支持,实施高血压单病种医疗费用保险制度。增加医疗保险定点医疗机构,简化报销程序。应尽快落实高血压等常见慢性病在社区及村卫生室的医保报销政策,扩大高血压

基本药品纳入社区报销的范围,提高报销标准,让更多的高血压患者看得起病、吃得起药。

4. 不断提高基层医生待遇,保证基层医生队伍稳定

要建立科学的绩效考核制度,把基层医务人员工资与工作量挂钩,与患者的管理效果挂钩,不断提高基层医护人员工作积极性。增加社区健康管理专业人员编制和数量,从事慢性病患者健康管理的基层医务人员的编制应当根据辖区人口情况、本地区患者人数来确定。社区卫生服务中心在坚持公共和公益的基础上出现收入不足的部分,政府和财政部门要及时补偿到位。充分利用社区卫生服务的地利、人和、价格实惠等优势,增强社区卫生服务的生命力和竞争力。

5. 推广适宜技术,注重患者自我管理和家庭支持

慢性病患者自我管理是指通过系列健康教育课程教给患者自我管理所需的知识、技能以及和医生交流的技巧,帮助慢性病患者在社区医生的帮助下,主要依靠自己解决慢性病给日常生活带来的各种躯体和情绪方面的问题。慢性病自我管理是一项简单易行、效果明确且易于推广的干预措施。国内外实践表明,在卫生保健人员的协助下,慢性病患者通过学习慢性病防控知识和科学运动、合理膳食、情绪调整、医患沟通和药物使用等技能,积极参与疾病的自我管理,对于控制病情、防止并发症的发生具有积极的作用。社区医生要积极推广患者自我管理适宜技术,帮助患者建立自我管理小组并开展活动。提倡家庭成员学习了解高血压患者健康维护的相关知识和技能,照顾好患者饮食起居,关心关爱患者心理、身体和行为变化情况,及早发现异常情况,及时安排就诊。

综上所述,社区在高血压管理中的确存在一些不足,但随着分级诊疗政策的逐步落地,社区必将承担慢性病管理的重任,社区卫生服务机构需要树立"管得了、接得住"的信念,通过科学培训提升管理能力,依据自身优势提高服务质量,增强对患者的吸引力,逐步获得患者的信任,最终落实慢性病下沉社区的医改新思路。

第四节　高血压患者社区健康管理与案例分享

一、高血压患者健康管理的进展

随着人们对健康的需求不断提升,以往以疾病为中心的诊治模式已经不能满足患者的要求。健康管理就是以健康为中心的管理模式,可以满足个体和群体的健康需求。健康管理于20世纪80年代从美国兴起,随后英国、德国、日本等发达国家开始实施,20世纪末健康管理被引入中国。从预防保健的角度来说,健康管理就是通过体检找出个体健康的危险因素,早期发现疾病,做到早诊断、早治疗,然后进行连续监测和有效控制。健康管理的基本策略就是通过健康评估和控制健康风险,达到维护健康的目的,主要包括健康信息收集、健康风险评估和健康危险干预几方面的工作。虽然健康管理服务作为一种新的健康服务模式在我国起步较晚,但是发展很快,特别是针对高血压和糖尿病等慢性病的健康管理,已经从2009年起纳入基本公共卫生服务的范畴,成为基层医疗机构的重点工作,有效提高了社区对高血压和糖尿病的控制水平。

二、社区高血压患者健康管理服务流程

1. 高血压筛查流程图

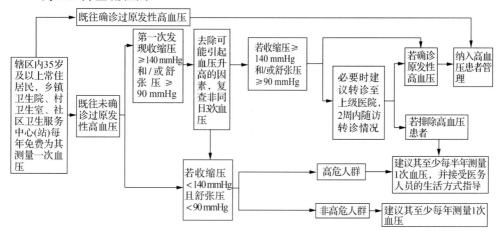

图 1-1　高血压筛查流程图

2. 高血压患者随访流程图

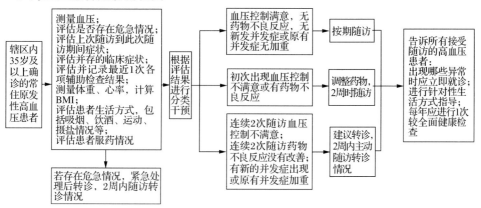

图 1-2　高血压患者随访流程图

三、服务要求

（1）高血压患者的健康管理由专科或全科医生负责，应与门诊服务相结合，对未能按照管理要求接受随访的患者，乡镇卫生院、村卫生室、社区卫生服务中心（站）医务人员应主动与其联系，保证管理的连续性。

（2）随访方式包括提前预约患者到门诊就诊、电话追踪和家庭访视等。

（3）乡镇卫生院、村卫生室、社区卫生服务中心（站）可通过本地区社区卫生诊断和门诊服务等途径筛查和发现高血压患者。有条件的地区，对人员进行规范培训后，可参考最新版《中国高血压防治指南》对高血压患者进行健康管理。

（4）发挥中医药在改善临床症状、提高生活质量、防治并发症中的特色作用，积极应用中医药方法开展高血压患者健康管理服务。

（5）加强宣传，告知免费服务内容和签约服务内容，使更多的患者和居民愿意接受服务。

（6）每次提供服务后及时将相关信息记入患者的健康档案。

四、高血压患者健康管理案例分享

案例一　高血压高危人群管理

赵经理,男,45岁,在某公司销售部工作,工作压力较大,经常出差和应酬,平时饮食习惯喜欢吃荤菜,喜欢偏咸的食物,经常饮酒,有吸烟习惯,运动少。最近一段时间,他感到睡眠较差,情绪不好,焦虑不安,经常出现头昏、胸闷、乏力,参加单位组织的体检,体检结果显示BMI为26,属于超重,血压为135/85 mmHg,血脂偏高。

问题1:请问他能否诊断为高血压? 高血压高危因素包括哪些内容?

他不能被诊断为高血压。按照《中国高血压防治指南(2018修订版)》高血压的定义为:在未使用降压药物的情况下,非同日3次测量诊室血压,SBP≥140 mmHg和/或DBP≥90 mmHg,可以初步诊断为高血压。按照赵经理的体检情况,他目前体重超重,血压为135/85 mmHg,饮食喜欢偏咸的食物,血脂偏高,可以判定为是高血压的高危人群,社区应该将其归入高血压高危人群纳入管理。

按照《基本公共卫生服务规范(第三版)》,如居民有以下六项指标中的任一项高危因素,建议每半年至少测量1次血压,并接受医务人员的生活方式指导:

(1)血压高值(收缩压130—139 mmHg和/或舒张压85—89 mmHg)。

(2)超重或肥胖,以及/或腹型肥胖[28 kg/m^2>BMI≥24 kg/m^{2}为超重,BMI≥28 kg/m^{2}为肥胖,腰围男≥90 cm(2.7尺)、女≥85 cm(2.6尺)为腹型肥胖]。

(3)高血压家族史(一、二级亲属)。

(4)长期膳食高盐。

(5)长期过量饮酒(每日饮白酒≥100 mL)。

(6)年龄≥55岁。

问题2:高血压高危人群应该怎样做好自我管理?

(1)首先要及时知晓个人血压。有条件的居民要学会定期自我监测血压,关注血压变化,控制高血压危险因素。超重或肥胖、高盐饮食、吸烟、长期饮酒、长期精神紧张、体力活动不足者等属于高血压的高危人群。建议血压为正常高值(120—139 mmHg/80—89 mmHg)者及早注意控制以上危险因素。建议血压正常者至少每年测量1次血压,高危人群经常测量血压,并接受医务人员的健康指导。

(2)要注重合理膳食。建议高血压高危人群及患者注意膳食盐的摄入,每日食盐摄入量不超过5 g,并戒酒,减少摄入富含油脂和高糖的食物,限量食用烹调油。

(3)要进行有规律的科学运动。根据个人健康和体质确定,开展心脑血管风险评估,全方位考虑运动限度,以大肌肉群参与的有氧耐力运动为主,如健步走、慢跑、游泳、太极拳等运动,活动量一般应达到中等强度。

(4)关注并定期进行血脂检测。40岁以下血脂正常人群每2—5年检测1次血脂。40岁及以上人群至少每年检测1次血脂。心脑血管疾病高危人群每6个月检测1次血脂。

问题3:社区医生如何对高血压高危人群开展生活方式指导?

针对赵经理,生活方式干预是重要的措施,适用于所有高血压高危人群,包括:

(1)减轻体重:将BMI尽可能控制在24 kg/m^{2}以下。

(2)减少钠盐摄入:每日食盐量以不超过6 g为宜。

（3）补充钾盐：每日吃新鲜蔬菜水果。

（4）减少脂肪摄入：减少食用油摄入，少吃或不吃肥肉和动物内脏。

（5）戒烟，不饮或限饮酒。

（6）增加运动，中等强度，每周 4—7 次，每次持续 30—60 min。

（7）减轻精神压力，保持心态平衡。

（8）必要时补充叶酸制剂。

高盐摄入不仅导致全球每年约 165 万心血管病患者死亡，还增加慢性肾病、骨质疏松、胃癌等其他疾病风险。我国是高钠盐膳食大国，2012 年成年人群人均食盐量高达 10.5 g/d，北方地区更高，实施减盐策略对高血压及其他重大慢性病的预防有重要意义。目前限盐的主要措施包括健康宣教、应用低钠盐代盐、逐步减盐计划、药物促进盐排泄等。我国推荐食盐（氯化钠）摄入量每人≤5 g/d。

案例二 高血压患者健康管理

李阿姨，65 岁，既往从未服用过高血压方面的药物，1 年前经常出现头疼、头昏症状，经休息后仍未能缓解，半年前到社区卫生服务中心就诊，血压监测最高达 165/95 mmHg，经非同日 3 次测量血压及辅助检查后确诊为原发性高血压，给予苯磺酸氨氯地平 5 mg，1 次/d 治疗，社区医生为李阿姨建立高血压管理卡进行慢性病规范管理，最近血压控制在 130/80 mmHg，头昏症状较前明显改善，平时食纳、睡眠尚可，大、小便正常。李阿姨无吸烟、饮酒史，无家族遗传性疾病史，平时饮食偏咸，每天散步或跳广场舞 1 h。

问题 1：社区医生如何对原发性高血压患者开展健康管理？

高血压包括原发性高血压和继发性高血压。原发性高血压是在一定的遗传易感性基础上多种环境因素综合作用的结果。继发性高血压是某些疾病在发生发展过程中产生的症状之一。在考虑诊断高血压时需要评估的内容包括以下三方面：① 确立高血压诊断，确定血压水平分级；② 判断高血压的原因，区分原发性或继发性高血压；③ 寻找其他心脑血管危险因素、靶器官损害以及相关临床情况，从而做出高血压病因的鉴别诊断，评估患者的心脑血管疾病风险程度，指导诊断与治疗。

按照《基本公共卫生服务规范（第三版）》要求，社区对纳入管理的原发性高血压患者，每年要提供至少 4 次面对面的随访和开展健康管理。内容包括：

（1）每次随访时要测量患者血压并评估是否存在危急情况，如出现收缩压≥180 mmHg 和/或舒张压≥110 mmHg，同时存在意识改变、剧烈头痛或头晕、恶心呕吐、视力模糊、眼痛、心悸、胸闷、喘憋不能平卧及处于妊娠期或哺乳期同时血压高于正常等危急情况之一，或存在不能处理的其他疾病时，须在处理后紧急转诊。对于紧急转诊者，乡镇卫生院、村卫生室、社区卫生服务中心（站）应在 2 周内主动随访转诊情况。

（2）如果患者血压正常，无危急状况，社区医生要询问患者近 3 个月的病情控制情况。

（3）对于超重、肥胖的患者，测量其体重、心率，计算体重指数（BMI）。

（4）询问患者疾病情况和生活方式，包括心脑血管病、糖尿病、吸烟、饮酒、运动、摄盐情况等，并进行有针对性的生活方式指导。

（5）了解患者近 3 个月的服药情况。

防范脑卒中发生。脑卒中发病率、死亡率的上升与血压升高关系密切，血压越高，脑卒中风险越高。血脂异常与缺血性脑卒中发病率之间存在明显相关性。房颤是引发缺血性脑卒中的重要病因。降低血压,控制血脂,保持健康体重,可降低脑卒中风险。

问题2:社区医生如何对原发性高血压患者开展分类干预?

按照《基本公共卫生服务规范(第三版)》要求,社区医生要根据患者的情况开展分类干预,分类干预主要包括以下几种情况:

(1)对血压控制满意(一般高血压患者血压降至140/90 mmHg以下;≥65岁老年高血压患者的血压降至150/90 mmHg以下,如果能耐受,可进一步降至140/90 mmHg以下;一般糖尿病或慢性肾脏病患者的血压目标可以在140/90 mmHg基础上再适当降低)、无药物不良反应、无新发并发症或原有并发症无加重的患者,预约下一次随访时间。

(2)对第一次出现血压控制不满意或出现药物不良反应的患者,结合其服药依从性,必要时增加现用药物剂量、更换或增加不同类的降压药物,2周内随访。

(3)对连续两次出现血压控制不满意,或药物不良反应难以控制,以及出现新的并发症或原有并发症加重的患者,建议其转诊到上级医院,2周内主动随访转诊情况。

(4)对所有患者进行有针对性的健康教育,与患者一起制定生活方式改进目标并在下一次随访时评估进展。告诉患者出现哪些异常时应立即就诊。

问题3:社区医生如何对原发性高血压患者开展健康体检?

按照《基本公共卫生服务规范(第三版)》要求,社区医生每年对原发性高血压患者进行1次较全面的健康检查,可与随访相结合。内容包括体温、脉搏、呼吸、血压、身高、体重、腰围、皮肤、浅表淋巴结、心脏、肺部、腹部等常规体格检查,并对口腔、视力、听力和运动功能等进行判断。具体内容参照《居民健康档案管理服务规范》健康体检表。

问题4:社区医生如何对原发性高血压患者进行生活方式干预?

对于初次诊断原发性高血压的患者,须进行危险因素的评估。包括血压水平(1—3级)、吸烟或被动吸烟、血脂异常、糖耐量受损、肥胖、早发心血管病家族史(一级亲属发病年龄≤50岁)等,其中高血压是目前最重要的危险因素,而高钠低钾膳食、超重和肥胖、饮酒和精神紧张、缺乏体力活动是高血压发病的危险因素。高血压患者心血管病风险较高,更能从严格的血压管理中获益。生活方式干预属于非药物治疗,是降压治疗的基本措施,无论是否选择药物治疗,都要保持良好的生活方式,主要包括健康饮食、规律运动、戒烟限酒、保持理想体重、改善睡眠和注意保暖。减少钠盐摄入并增加富钾食物的摄入有助于降低血压,老年高血压患者摄盐量应小于5 g/d。

问题5:常用的降压药物有哪些?

按照《中国高血压防治指南(2018修订版)》,常用降压药物包括钙通道阻滞剂(CCB)、血管紧张素转化酶抑制剂(ACEI)、血管紧张素受体拮抗剂(ARB)、利尿剂和β受体阻滞剂五大类,以及由上述药物组成的固定配比复方制剂。五大类降压药物均可作为初始和维持用药的选择,应根据患者的危险因素、亚临床靶器官损害以及合并临床疾病情况合理使用药物,优先选择某类降压药物。此外,α受体阻滞剂或其他种类降压药有时亦可应用于某些高血压人群。

(武鸣、张永青)

第二章 高血压及并发症筛查与处理

第一节 高血压及其高危人群的筛查

一、高血压及其高危人群的定义、判断标准

高血压高危人群,指未来发生心脑血管疾病的风险明显增高,需积极给予血压控制,从生活方式干预及药物治疗等方面进行综合管理,将血压目标值控制在140/90 mmHg以下,减少未来发生各种心脑血管并发症风险的人群。

高血压高危人群的筛查至关重要,临床中对血压升高患者根据其血压水平、心血管危险因素、靶器官损害、伴发疾病进行心血管疾病风险分层,这种心血管综合风险分层将有利于识别高血压高危人群,确定启动降压治疗的时机,优化降压治疗方案,确立更合适的血压控制目标以及进行患者的综合管理,具体见表2-1。

表2-1 血压升高患者心血管疾病风险分层

其他心血管危险因素和疾病史	血压			
	SBP 130—139 mmHg 和/或 DBP 85—89 mmHg	SBP 140—159 mmHg 和/或 DBP 90—99 mmHg	SBP 160—170 mmHg 和/或 DBP 100—109 mmHg	SBP≥180 mmHg 和/或 DBP≥110 mmHg
无	—	低危	中危	高危
1—2个其他危险因素	低危	中危	中/高危	很高危
≥3个其他危险因素,靶器官损害,或CKD 3期、无并发症的糖尿病	中/高危	高危	高危	很高危
临床并发症,或CKD≥4期、有并发症的糖尿病	高/很高危	很高危	很高危	很高危

注:SBP—收缩压;DBP—舒张压;CKD—慢性肾脏疾病。

临床案例

患者男性,42岁,因"间断头晕、头痛1年余"来诊。患者于1年前发现劳累或情绪激动后常有头晕、头痛,头晕非旋转性,不伴恶心和呕吐,休息后则完全恢复正常,不影响日

常工作和生活,因此未到医院就诊。半年前患者在单位体检时测得血压 140/90 mmHg。医生嘱其注意休息。患者未服药治疗,后多次测得血压波动于 140—150/90—95 mmHg。患者发病以来无心悸、气短和心前区疼痛,饮食、睡眠可,二便正常,体重无明显变化。患者既往体健,无高血压、糖尿病和心、肾、脑疾病史,无药物过敏史,吸烟 30 余年,不嗜酒。父亲 49 岁因"高血压脑出血"去世。查体:左上肢血压 145/95 mmHg,右上肢血压 148/96 mmHg,BMI 28.4 kg/m²。心肺(一),腹平软,肝脾肋下未触及,未闻及血管杂音,下肢不肿。辅助检查:血糖、血脂正常,同型半胱氨酸 16 μmol/L,余未见明显异常。

结合患者临床表现及血压情况可诊断"高血压病 1 级",需要评估患者合并存在的心血管病危险因素:① 男性＞55 岁,女性＞65 岁;② 吸烟或被动吸烟;③ 糖耐量受损(餐后 2 h 血糖 7.8—11.0 mmol/L)和/或空腹血糖异常(6.1—6.9 mmol/L);④ 血脂异常,TC≥5.2 mmol/L 或 LDL-C≥3.4 mmol/L 或 HDL-C＜1.0 mmol/L;⑤ 早发心血管病家族史(一级亲属发病年龄＜50 岁);⑥ 腹型肥胖(腰围:男性≥90 cm,女性≥85 cm)或肥胖(BMI≥28 kg/m²);⑦ 高同型半胱氨酸血症(血同型半胱氨酸≥15 μmol/L)。该患者经过评估合并吸烟、早发心血管病家族史、肥胖及高同型半胱氨酸血症等心血管危险因素,无靶器官损害及临床伴发疾病,为高危分组,需立即启动降压药物治疗,并针对存在的危险因素进行积极干预,如戒烟、减重、加用叶酸降低同型半胱氨酸水平,以预防不良心血管事件的发生。

临床案例

患者男性,56 岁,因"发现血压升高 10 年,头痛 1 d"来诊。患者于 10 年前体检时发现血压升高,最高为 148/94 mmHg,无头晕、头痛,无胸闷、心悸、气短,当时未予重视。患者近 10 年来间断测得血压波动于 140—150/90—100 mmHg,偶感头晕、心悸,无头痛,无视物旋转,未到医院就诊。1 d 前患者劳累后出现头痛,伴头晕,无视物旋转,无恶心呕吐,到社区医院测得血压 180/110 mmHg,遂来院就诊。病程中,患者饮食、睡眠可,泡沫尿,大便正常,体重无明显变化。患者既往体健,无糖尿病和心、肾、脑疾病史,无药物过敏史,无吸烟饮酒史,父母均无高血压家族史。查体:左上肢血压 176/106 mmHg,右上肢血压 182/108 mmHg,脉搏 77 次/min,BMI 26.4 kg/m²,腰围 95 cm。听诊心率 86 次/min,心律绝对不规则,第一心音强弱不等,余心肺(一)。腹平软,肝脾肋下未触及,未闻及血管杂音,双下肢无水肿,四肢肌力、肌张力可,生理反射存在,病理反射未引出,脑膜刺激征阴性。辅助检查:TC 6.4 mmol/L,LDL-C 4.2 mmol/L,肌酐 142 μmol/L,余生化检查正常,同型半胱氨酸8.6 μmol/L,白蛋白/肌酐 360 mg/g,心脏超声示左室肥厚、左房增大、升主动脉增宽,心电图示左心室高电压、心房颤动,头颅 MRI 示腔隙性脑梗死。

首先,结合患者血压水平诊断为高血压病 3 级。分析患者合并的危险因素:男性 56 岁,血脂异常,腹型肥胖。评估靶器官损害情况:心电图及心脏超声示左心室肥厚。临床合并症:合并房颤、肾功能损害(血肌酐 142 μmol/L,白蛋白/肌酐 360 mg/g)。综上所述,患者心血管危险分层为极高危组,目前患者不仅存在靶器官损害,还伴发其他临床情况,这些都是高血压未及早干预的临床结果;对该患者应进行严格的血压管控,如生活方式调整及药物治疗,尽可能地降低心脑血管疾病的死亡风险。

二、筛查流程、筛查过程中的注意事项、结果判断

1. 高血压的检出

高血压通常无自觉症状,俗称"无声杀手",是脑卒中、心肌梗死、终末期肾病等发生的重要危险因素。建议正常成年人至少每年测量1次血压,利用各种机会将高血压检测出来。

(1) 高血压的定义:在未使用降压药物的情况下,非同日3次测量诊室血压,收缩压(SBP)≥140 mmHg 和/或舒张压(DBP)≥90 mmHg,可诊断为高血压。SBP≥140 mmHg 而 DBP<90 mmHg 为单纯收缩期高血压。患者既往有高血压史,目前正在使用降压药物,血压虽低于140/90 mmHg,仍应诊断为高血压。动态血压监测(ABPM)的高血压诊断标准为:24 h 平均 SBP/DBP≥130/80 mmHg,白天 SBP/DBP≥135/85 mmHg,夜间 SBP/DBP≥120/70 mmHg。家庭血压监测(HBPM)的高血压诊断标准为 SBP/DBP≥135/85 mmHg,与诊室血压的140/90 mmHg 相对应。

(2) 血压的测量:血压测量是评估血压水平、诊断高血压以及观察降压疗效的根本手段和方法,主要采用诊室血压测量和诊室外血压测量,后者包括 ABPM 和 HBPM。

诊室血压测量要求受试者安静休息至少5 min 后开始测量坐位上臂血压,上臂应与心脏同高,推荐使用经过验证的上臂式医用电子血压计,使用标准规格的袖带,肥胖者或臂围大(>32 cm)者应使用大规格气囊袖带。首诊时应测量两上臂血压,以血压读数较高的一侧作为测量的上臂。测量血压时,应相隔1—2 min 重复测量,取2次读数的平均值记录,如果 SBP 或 DBP 的2次读数相差5 mmHg 以上,应再次测量,取3次读数的平均值记录。老年人、糖尿病患者及出现直立性低血压情况者,应该加测站立位血压,站立位血压在卧位改为站立位后1 min 和3 min 时测量。

ABPM 和 HBPM 可提供医疗环境外大量血压数据,其与靶器官损害的关系比诊室血压更为显著,在预测心血管风险方面优于诊室血压。ABPM 使用经过国际标准方案认证的动态血压监测仪,通常白天每15—20 min 测量1次,晚上睡眠期间每30 min 测量1次。应确保整个24 h 期间血压有效监测,有效血压读数应达到总监测次数的70%以上,计算白天血压的读数≥20个,计算夜间血压的读数≥7个。HBPM 使用经过国际标准方案认证的上臂式家用自动电子血压计。对初诊高血压患者或血压不稳定高血压患者,建议每天早晨和晚上测量血压,每次测2—3遍,取平均值,建议连续测量家庭血压7 d,取后6 d 血压平均值。血压控制平稳且达标者,可每周自测1—2 d 血压,早晚各1次,最好在早上起床后、服降压药和早餐前、排尿后、固定时间自测坐位血压。

(3) 机会性筛查及重点人群筛查:在日常诊疗过程中注意检测发现血压异常升高者;利用各种公共活动场所,如老年活动站、单位医务室、居委会、血压测量站等测量血压;通过各类从业人员体检、健康体检、建立健康档案、进行基线调查等机会筛查血压;在各种公共场所安放半自动或自动电子血压计,方便公众自测血压;各级医疗机构门诊对35岁以上的首诊患者应测量血压;筛查易患高血压(如血压130—139/85—89 mmHg、肥胖等)的人群,建议每半年测量血压1次。

2. 高血压高危人群的筛查

对高血压高危人群进行筛查首先应进行正确的血压测量,将血压水平分类及分级,而后仔细筛查重要心血管病危险因素,评估是否存在靶器官损害以及伴发的临床疾病,通过上述评估确定患者的心血管风险分层,以指导降压治疗及对预后的判断。

（1）血压水平分类及分级：18岁以上成人血压水平定义和分级见表2-2。

表2-2　血压水平分类和定义

分类	SBP/mmHg	DBP/mmHg
正常血压	<120 和	<80
正常高值	120—139 和/或	80—89
高血压	≥140 和/或	≥90
1级（轻度）高血压	140—159 和/或	90—99
2级（中度）高血压	160—179 和/或	100—109
3级（重度）高血压	≥180 和/或	≥110

注：当SBP和DBP分属于不同级别时，以较高的分级为准。

（2）心血管总体风险水平量化评估预后：根据患者血压水平、现存的危险因素、靶器官损害、伴发临床疾患进行危险分层，将患者分为低危、中危、高危、很高危4层（表2-1，表2-3）。该风险分层标准结合我国高血压防治实施情况和有关研究进展，在原分层原则和内容的基础上做了部分修改：增加130—139/85—89 mmHg范围；将心血管危险因素中高同型半胱氨酸血症的诊断标准改为血中同型半胱氨酸≥15 μmol/L；将心房颤动列入伴发的临床疾病；将糖尿病分为新诊断与已治疗但未控制两种情况，分别根据血糖（空腹与餐后）与糖化血红蛋白的水平诊断。

表2-3　影响高血压患者心血管疾病预后的重要因素

心血管疾病危险因素	靶器官损害	伴发临床疾病
• 高血压（1—3级） • 男性＞55岁，女性＞65岁 • 吸烟或被动吸烟 • 糖耐量受损（餐后2 h血糖7.8—11.0 mmol/L）和/或空腹血糖异常（6.1—6.9 mmol/L） • 血脂异常： 　TC≥5.2 mmol/L（200 mg/dL）或LDL-C≥3.4 mmol/L（130 mg/dL）或HDL-C＜1.0 mmol/L（40 mg/dL） • 早发心血管病家族史（一级亲属发病年龄＜50岁） • 腹型肥胖（腰围：男性≥90 cm，女性≥85 cm）或肥胖（BMI≥28 kg/m²） • 高同型半胱氨酸血症（血中同型半胱氨酸≥15 μmol/L）	• 左心室肥厚： 　心电图：Sokolow-Lyon电压＞3.8 mV或Cornell乘积＞244 mV·ms 　超声心动图LVMI： 　男≥115 g/m²，女≥95 g/m² • 颈动脉超声IMT≥0.9 mm或动脉粥样斑块 • 颈股动脉脉搏波速度≥12 m/s（选择使用） • 踝/臂血压指数＜0.9（选择使用） • 估算的肾小球滤过率降低[eGFR 30—59 mL/（min·1.73 m²）]或血清肌酐轻度升高[男性115—133 μmol/L（1.3—1.5 mg/dL），女性107—124 μmol/L（1.2—1.4 mg/dL）] • 微量白蛋白尿： 　30—300 mg/24 h或白蛋白肌酐比： 　≥30 mg/g（3.5 mg/mmol）	• 脑血管病： 　脑出血； 　缺血性脑卒中； 　短暂性脑缺血发作 • 心脏疾病： 　心肌梗死史； 　心绞痛； 　冠状动脉血运重建； 　慢性心力衰竭； 　心房颤动 • 肾脏疾病： 　糖尿病肾病； 　肾功能受损，包括： 　eGFR＜30 mL/（min·1.73 m²） 　血肌酐升高： 　男性≥133 μmol/L（1.5 mg/dL）， 　女性≥124 μmol/L（1.4 mg/dL）； 　蛋白尿（≥300 mg/24 h） • 外周血管疾病 • 视网膜病变： 　出血或渗出； 　视盘水肿 • 糖尿病： 　新诊断： 　空腹血糖：≥7.0 mmol/L（126 mg/dL）； 　餐后血糖：≥11.1 mmol/L（200 mg/dL） 　已治疗但未控制： 　糖化血红蛋白（HbA1c）≥6.5%

注：TC—总胆固醇；LDL-C—低密度脂蛋白胆固醇；HDL-C—高密度脂蛋白胆固醇；LVMI—左心室重量指数；IMT—颈动脉内膜中层厚度；BMI—体重指数。

（3）排除继发性高血压：首次就诊的原发性高血压患者应该考虑排除继发性高血压，通过有目的的问诊和查体做初步筛查，然后根据进一步的检查明确有无继发性高血压。长期就诊的原发性高血压患者，如果血压突然控制不佳，也应该注意排除合并继发性高血压可能。常见继发性高血压的病因有慢性肾脏病、肾动脉狭窄、原发性醛固酮增多症、嗜铬细胞瘤、皮质醇增多症、大动脉疾病、睡眠呼吸暂停综合征、药物引起的高血压等。

以下几种情况应警惕继发性高血压的可能，应及时转上级医院进一步检查确诊：发病年龄＜30岁；重度高血压（高血压3级以上）；血压升高伴肢体肌无力或麻痹，常呈周期性发作，或伴自发性低血钾；夜尿增多，血尿、泡沫尿或有肾脏疾病史；阵发性高血压，发作时伴头痛、心悸、皮肤苍白及多汗等；下肢血压明显低于上肢，双侧上肢血压相差20 mmHg以上，股动脉等搏动减弱或不能触及；夜间睡眠时打鼾并出现呼吸暂停；长期口服避孕药者；药物联合治疗效果差，或者治疗过程中血压曾经控制良好但近期又明显升高；恶性高血压患者。

临床案例

患者男，59岁，主因"发现血压增高10年，控制不佳3个月"就诊。患者10年前就诊考虑高血压，血压最高160/100 mmHg，规律服用药物治疗，最近一年服用氨氯地平5 mg、每日1次，替米沙坦氢氯噻嗪1片、每日1次，血压控制在130/80 mmHg，近3个月血压控制不佳，血压波动于（160—170）/（100—110）mmHg，于社区就诊，加用倍他乐克47.5 mg、每日1次，氨氯地平调整为10 mg、每日1次，血压仍波动于（140—150）/（90—100）mmHg。患者服药依从性好，近期未服用其他药物，近3个月自觉乏力，无夜间睡眠打鼾等表现。查体示上腹部及背部肋脊角处可闻及收缩期杂音，无其他阳性体征。辅助检查：生化示血钾3.12 mmol/L，其余指标正常。

患者高血压合并低血钾，需考虑的临床情况有原发性醛固酮增多症、继发性醛固酮增多症、库欣综合征等，其中肾动脉狭窄是继发性醛固酮增多症的一个重要原因，结合患者腹部存在的血管杂音，行肾动脉彩超检查，结果显示右肾动脉起始部血流速度加快，进一步行肾动脉CT检查，结果显示右肾动脉近端管腔内纤维斑块、管腔明显狭窄，左肾动脉未见异常。考虑患者肾动脉狭窄为动脉粥样硬化所致，行肾动脉造影示右肾动脉近端狭窄90%，置入肾动脉支架，术后使用氨氯地平5 mg、每日1次，氯沙坦氢氯噻嗪1片、每日1次，倍他乐克47.5 mg、每日1次，血压控制平稳，波动于130/80 mmHg上下，同时加用阿司匹林、氯吡格雷抗血小板，瑞舒伐他汀调脂稳定斑块治疗。

（4）高血压高危人群评估流程：

① 病史采集：

询问筛查人群年龄、血压最高水平和一般水平、伴随症状。如已接受降压药物治疗，说明既往及目前使用的降压药物种类、剂量、疗效及有无不良反应。尤其注意有无继发性高血压线索如肾炎史或贫血史，有无肌无力、发作性软瘫等，有无阵发性头痛、心悸、多汗，有无打鼾伴有呼吸暂停，是否长期应用升高血压的药物。

询问目前及既往有无脑卒中或一过性脑缺血发作；有无冠心病、心力衰竭、心房颤动、外周血管病、糖尿病、痛风、血脂异常和肾脏疾病等症状及治疗情况；有无高血压、脑卒中、糖尿病、血脂异常、冠心病或肾脏病（多囊肾）的家族史，包括一级亲属发生心脑血管事件时的年龄。

询问生活方式,如盐、酒及脂肪的摄入量,吸烟状况,体力活动量,体重变化,睡眠习惯等情况;了解家庭情况、工作环境、文化程度以及有无精神创伤史等心理社会因素;对于女性已婚患者,注意询问月经状况及避孕药使用情况。

② 体格检查:

记录年龄、性别;多次规范测量非同日血压,老年人及合并糖尿病患者还应同时测量卧、立位血压;测量身高、体重,计算体质指数(BMI),测量腰围等;观察有无库欣面容、甲状腺功能亢进性突眼征或下肢水肿;听诊颈动脉、胸主动脉、腹部动脉和股动脉有无杂音;触诊甲状腺,进行全面的心肺检查,检查腹部有无肾脏增大(多囊肾)或肿块,检查四肢动脉搏动和神经系统体征。

③ 实验室检查:

基本检查:尿常规(尿蛋白、尿糖、尿沉渣镜检)、血钾、血红蛋白、血肌酐、空腹血糖、糖化血红蛋白、空腹血脂(总胆固醇、低密度脂蛋白胆固醇、高密度脂蛋白胆固醇、甘油三酯)、血尿酸、心电图。

推荐项目:超声心动图,颈动脉超声,口服葡萄糖耐量试验(OGTT),尿白蛋白肌酐比值,尿蛋白定量,血同型半胱氨酸,眼底、胸部 X 线,脉搏波传导速度(PWV)以及踝臂血压指数(ABI)等。

选择项目:对怀疑继发性高血压患者,根据需要可以选择的检查项目有血浆肾素活性或肾素浓度、血/尿醛固酮、血/尿皮质醇、血游离甲氧基肾上腺素及甲氧基去甲肾上腺素、血/尿儿茶酚胺、肾动脉超声和造影、肾和肾上腺超声、CT 或 MRI、肾上腺静脉采血以及睡眠呼吸监测等。对有合并症的高血压患者进行相应的心功能、肾功能和认知功能等检查。

④ 靶器官损害评估:

心脏:患者出现心悸、胸痛、心脏杂音、下肢水肿等。左心室肥厚(LVH)是心血管事件独立的危险因素,常用的检查方法包括心电图、超声心动图。心电图可以作为 LVH 筛查方法,常用指标有 Sokolow-Lyon 电压和 Cornell 乘积。超声心动图诊断 LVH 的敏感性优于心电图,其中左心室质量指数(LVMI)可用于检出和诊断 LVH。

肾脏:患者出现多尿、血尿、泡沫尿、眼睑及下肢水肿,腰部及腹部血管性杂音等。肾脏损害主要表现为尿白蛋白排出量增加、血清肌酐升高、估算的肾小球滤过率(eGFR)降低。微量白蛋白尿已被证实是心血管事件的独立预测因素,高血压患者,尤其合并糖尿病的高血压患者,应定期检查尿白蛋白排泄量,监测 24 h 尿白蛋白排泄量或尿白蛋白肌酐比值。血清尿酸水平增高对心血管风险可能也有一定预测价值。

脑和眼:患者出现头晕、眩晕、视力下降、感觉和运动异常。头颅 MRA 或 CTA 有助于发现脑腔隙性病灶、无症状性脑血管病变(如颅内动脉狭窄、钙化和斑块病变、血管瘤)以及脑白质损害,但不推荐用于靶器官损害的临床筛查。经颅多普勒超声对诊断脑血管痉挛、狭窄或闭塞有一定帮助。常规眼底镜检查对高血压伴糖尿病患者尤为重要。高血压眼底改变,按 Keith-Wagener 和 Barker 四级分类法,3 级或 4 级高血压眼底对判断预后有价值。

周围血管:患者出现四肢血压、脉搏不对称,血管杂音,足背动脉搏动减弱或消失,间歇性跛行等。颈动脉内膜中层厚度(IMT)可预测心血管事件,而粥样斑块的预测作用强于 IMT。PWV 增快是心血管事件和全因死亡的强预测因子,颈—股 PWV 是测量大动脉僵硬度的金标准。ABI 能有效筛查和诊断外周动脉疾病,预测心血管风险。

⑤ 高血压高危人群的诊断及临床评估内容:

根据筛查人群的病史、家族史、体格检查、实验室检查及治疗情况做出诊断性评估,便于高血压的诊断、鉴别诊断、心血管病风险程度的量化评估,指导制定诊疗措施及判断预后。

临床案例

患者男,54 岁,主因"发现血压升高 3 年,头痛 3 d"就诊。患者 3 年前体检时发现血压增高,最高 180/110 mmHg,无不适,间断测得血压(140—150)/(90—95) mmHg,未治疗。患者近 3 d 头痛,枕部为著,不伴视物模糊、旋转以及肢体活动障碍,自测血压166/100 mmHg,来就诊,既往长期吸烟史,1 包/d,无饮酒史。体格检查:腹型肥胖,腰围96 cm。左上肢血压 166/100 mmHg,右上肢血压 162/102 mmHg,心率 88 次/min。双肺呼吸音清,心律齐,心界无扩大,肝脾肋下未及。双下肢不肿。辅助检查:TC 6.2 mmol/L,LDL-C 3.8 mmol/L,血同型半胱氨酸 20 μmol/L;颈动脉超声示左侧颈动脉斑块;心脏超声示室间隔厚度 12 mm、左室后壁厚度 12 mm,提示高血压心脏病改变;尿微量白蛋白/肌酐 260 mg/g。

患者高血压诊断明确,无继发性高血压相关线索,最高血压 180/110 mmHg,为高血压病 3 级。接下来,应该寻找并存的心血管危险因素及靶器官损害,评估是否存在临床合并症,对患者的心血管风险进行分层:患者存在多项心血管病危险因素(吸烟、腹型肥胖、血脂异常、高同型半胱氨酸血症),同时存在靶器官损害(颈动脉斑块、左心室肥厚、尿微量白蛋白/肌酐>30mg/g),为极高危分组。经评估,患者未来发生心血管事件的风险极高,需及时启动降压药物治疗,同时转变生活方式,以延缓或逆转高血压所致的靶器官损害,降低临床合并症的发生风险。

三、高血压治疗

高血压治疗的根本目标是降低高血压的心、脑、肾与血管并发症的发生和死亡的总危险。高血压是一种心血管综合征,往往合并其他心血管危险因素、靶器官损害和临床疾病,应根据高血压患者的血压水平和总体风险水平,确定给予改善生活方式和降压药物的时机与强度,同时干预检出的其他危险因素、靶器官损害和并存的临床疾病。

1. 非药物干预治疗

高血压的非药物治疗主要体现在生活方式干预,包括饮食及运动治疗、控制体重、戒烟、限酒、减轻精神压力等,生活方式干预应贯穿高血压治疗全过程,可以降低血压,预防或延迟高血压的发生,降低心血管病风险。干预的具体内容包括:减少钠盐摄入,增加钾摄入;合理膳食,饮食以水果、蔬菜、低脂奶制品、富含食用纤维的全谷物、植物来源的蛋白质为主,减少饱和脂肪和胆固醇摄入,提倡 DASH(dietary approaches to stop hypertension)饮食;控制体重,推荐将体重维持在健康范围内(BMI=18.5—23.9 kg/m²,男性腰围<90 cm,女性腰围<85 cm);戒烟、限酒,戒烟虽不能降低血压,但可降低心血管疾病风险,限制饮酒可使血压降低,建议高血压患者不饮酒,如饮酒则应少量并选择低度酒,避免饮

用高度烈性酒,每日酒精摄入量男性不超过 25 g,女性不超过 15 g;增加运动,建议非高血压人群(目的为降低高血压发生风险)或高血压患者(目的为降低血压),除日常生活的活动外,每周进行 4—7 d、每天累计 30—60 min 的中等强度运动(如步行、慢跑、骑自行车、游泳等),以有氧运动为主,无氧运动作为补充;减轻精神压力,保持心理平衡,对高血压患者进行压力管理,指导患者进行个体化认知行为干预,必要情况下采取心理治疗联合药物治疗缓解焦虑和精神压力。

临床案例

患者男性,47 岁,因"劳累后头痛 3 年,加重 1 周"入院。患者 3 年前体检时发现血压升高,为 170/100 mmHg,无明显自觉症状,偶感劳累后头疼,无头晕、乏力、失眠、多梦等症状,3 年来一直坚持规律药物治疗,口服氯沙坦氢氯噻嗪 1 片、每日 1 次,苯磺酸氨氯地平 1 片、每日 1 次,倍他乐克 1 片、每日 1 次,血压波动于(140—150)/(90—95) mmHg 左右。患者坚持每年体检 1 次,经心电图、心脏超声、肾功能、头颅 MRI 等各项检查及血、尿化验,未发现心、脑、肾、血管等靶器官的损害。患者体态肥胖,不喜活动,经常在外就餐,喜吃咸货,不吸烟,偶饮少量白酒,自发病以来未接受过正规的饮食指导。患者近 1 周来工作劳累导致头疼加重来就诊,近期未服用过其他药物。既往史:否认糖尿病、冠心病史,否认肝炎、结核病史,否认食物、药物过敏史。家族史:父母及弟弟均有高血压史。查体:身高 170 cm,体重 90 kg,BMI 31.1 kg/m²,BP 168/104 mmHg,腰围 97 cm。辅助检查:TC 6.2 mmol/L,LDL-C 4.2 mmol/L,TG 2.6 mmol/L。

结合患者临床资料可诊断为高血压病 2 级,高危分组。患者服用了 4 种降压药物,目前血压仍控制不佳,需考虑难治性高血压。导致难治性高血压的常见原因包括以下方面:① 较常见的原因是患者治疗依从性差(未坚持服药)。② 降压药物选择使用不当(药物组合不合理、使用药物剂量不足)。③ 应用了拮抗降压的药物,包括口服避孕药、环孢素、促红细胞生成素、糖皮质激素、非甾体消炎药、抗抑郁药、可卡因及某些中药(如甘草、麻黄碱)等。④ 其他影响因素,如有不良生活方式、肥胖、容量负荷过重(利尿剂治疗不充分、高盐摄入、进展性肾功能不全),或某些并存疾病,如糖尿病、血脂异常、慢性疼痛以及长期失眠、焦虑等。患者可能存在 1 种以上可纠正或难以纠正的因素。⑤ 排除上述因素后,应该警惕继发性高血压的可能性,启动继发性高血压的筛查。

该患者出现难治性高血压最重要的原因是未改变不良的生活方式,同时合并存在的肥胖以及血脂异常也是重要原因。嘱患者低盐、低脂饮食,戒酒,每日摄入适量新鲜蔬菜、水果,加强运动,控制体重,减轻精神压力,同时加用降脂药物调脂治疗。2 个月后患者体重下降 5 kg,自觉头痛症状较前改善,测血压 136/84 mmHg。嘱患者继续保持良好的生活方式,控制 BMI 于正常范围内,患者再未出现头痛等不适症状,血压控制平稳。

2. 药物治疗

高血压的药物治疗主要包括 5 大类降压药物:利尿剂、血管紧张素转化酶抑制剂(ACEI)、血管紧张素受体拮抗剂(ARB)、钙离子通道阻滞剂(CCB)、β 受体阻滞剂。上述药物均可作为初始治疗用药,需根据特殊人群的类型、合并症选择针对性的药物,进行个体化治疗。如合并颈动脉硬化者可优先选择 CCB,合并糖尿病或慢性肾脏病者优先选择 ACEI/ARB,合并慢性收缩性心力衰竭患者优先选择 ACEI 和 β 受体阻滞剂。

　　降压药物治疗的时机取决于心血管风险评估水平。患者在改善生活方式的基础上，血压仍超过 140/90 mmHg 和/或目标水平则应给予药物治疗。高危和很高危的患者应及时启动降压药物治疗，并对并存的危险因素和合并的临床疾病进行综合治疗。中危患者可观察数周，评估靶器官损害情况，改善生活方式，如血压仍不达标，则应开始药物治疗。低危患者则可进行 1—3 个月的观察，密切随诊，尽可能进行诊室外血压监测，评估靶器官损害情况，改善生活方式，如血压仍不达标可开始降压药物治疗。见图 2 - 1。

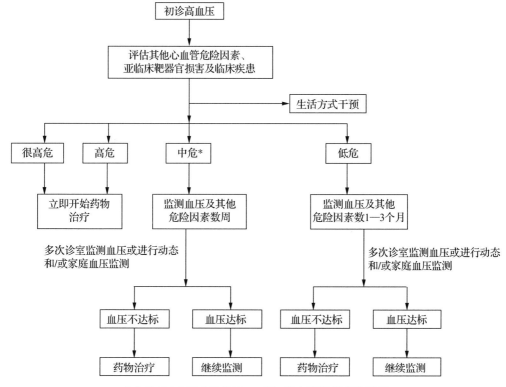

* 中危且血压≥160/100 mmHg 应立即启动药物治疗

图 2 - 1　初诊高血压患者的诊疗流程

　　降压药应用基本原则：① 起始剂量：一般患者采用常规剂量，老年人及高龄老年人初始治疗时通常应采用较小的有效治疗剂量。根据需要，可考虑逐渐增加至足剂量。② 长效降压药物：优先使用长效降压药物，以有效控制 24 h 血压，更有效地预防心、脑、血管并发症发生。如使用中、短效制剂，则需每天给药 2—3 次，以平稳控制血压。③ 联合治疗：对血压≥160/100 mmHg、高于目标血压 20/10 mmHg 的高危患者，或单药治疗未达标的高血压患者，应进行联合降压治疗，包括采用自由联合或单片复方制剂治疗。对血压≥140/90 mmHg 的患者，也可起始小剂量联合治疗。④ 个体化治疗：根据患者合并症的不同和药物疗效及耐受性，以及患者的个人意愿或长期承受能力，选择适合患者个体的降压药物。⑤ 药物经济学：高血压治疗是终身治疗，需要考虑成本/效益。

　　目前推荐 2 级以上高血压病患者和/或伴有多种心血管危险因素、靶器官损害和临床疾患的高危人群，初始治疗联合采用两种作用机制不同的小剂量降压药物。单药血压控制未达标者,也需要采用联合治疗。优先推荐单片复方制剂,治疗依从性高,有效性及安全性得到大量临床研究证实。我国临床主要推荐的优化联合治疗方案包括:AEI/ARB+二氢吡啶类CCB、ARB/ACEI+噻嗪类利尿剂、二氢吡啶类CCB+噻嗪类利尿剂、二氢吡啶类CCB+β受体阻滞剂。

降压治疗目标:鉴于我国高血压患者以脑卒中并发症为主仍然没有根本改变,因此在条件允许的情况下,应采取强化降压的治疗策略。基于既往研究的证据,一般患者血压需控制到140/90 mmHg以下,在可耐受和可持续的条件下,其中部分有糖尿病、蛋白尿等的高危患者的血压可控制在130/80 mmHg以下。老年高血压患者较一般高血压患者的血压目标更高,但近期的一些研究亚组分析也显示更低的血压目标(SBP<130 mmHg)对老年人群有益,应注意年龄增高并不是设定更高降压目标的充分条件,对于老年患者,医生应根据患者合并症的严重程度,对治疗耐受性及坚持治疗的可能因素进行评估,综合决定患者的降压目标。

临床案例

患者男性,67岁,主因"发现血压升高3年,头痛2d"就诊。患者3年前体检时发现血压增高,最高170/106 mmHg,无不适,间断测得血压(140—150)/(90—95)mmHg,未治疗,近2d出现头痛,不伴视物模糊、旋转以及肢体活动障碍,自测血压170/100 mmHg,来诊。患者既往糖尿病史5年,口服降糖药物治疗,长期吸烟史,1包/d,无饮酒史。体格检查:BMI 28.4 kg/m²,腰围96 cm。左上肢血压166/100 mmHg,右上肢血压162/102 mmHg,心率76次/min。双肺呼吸音清,心律齐,心界无扩大,肝脾肋下未及。双下肢不肿。辅助检查:TC 6.2 mmol/L,LDL-C 4.6 mmol/L,血肌酐正常,血同型半胱氨酸18 μmol/L,糖化血红蛋白7%;心电图示左心室高电压;颈动脉超声示双侧颈动脉斑块;心脏超声示左心室肥厚;尿微量白蛋白/肌酐260 mg/g。

结合患者临床症状及辅助检查结果可诊断为高血压病2级,极高危分组。治疗上需改变不良生活方式,如低盐、低脂、糖尿病饮食、戒烟、加强运动、控制体重等,立即启动降压药物治疗。患者合并颈动脉斑块、左心室肥厚、尿微量白蛋白/肌酐升高等多项靶器官损害及糖尿病病史,降压药物治疗首选ACEI/ARB+二氢吡啶类CCB+噻嗪类利尿剂,优先选择长效单片复方制剂,同时需加用他汀类药物调脂稳定斑块及阿司匹林抗血小板治疗。患者合并高同型半胱氨酸血症(血同型半胱氨酸>15 μmol/L),卒中风险显著升高,需服用叶酸制剂降低同型半胱氨酸水平。此外,需严格控制血糖水平,新型口服降糖药SGLT2抑制剂如达格列净降糖的同时能有效降压,兼顾心、肾等靶器官保护作用,推荐使用。该患者合并糖尿病及微量白蛋白尿,如患者可耐受,降压目标需控制在130/80 mmHg以下,最大限度地减轻或延缓高血压靶器官损害,预防脑卒中、心肌梗死、终末期肾病等疾病的发生发展。

第二节　高血压常见并发症与处理

一、高血压伴脑卒中

1. 流行病学

我国开展脑卒中流行病学研究始于 20 世纪 80 年代,曾先后在全国 6 个城市、21 个农村和少数民族地区进行抽样调查。当时的调查结果显示,脑卒中死亡率为 80/10 万—140/10 万,年发病率为 120/10 万—280/10 万,患病率在中国城市居民中较高,平均达 700/10 万,农村居民患病率为 300/10 万—400/10 万,按照推算,每年新发生脑卒中患者约为 200 万以上。

近年来,国内的诸多调查也显示脑卒中患病率仍居高不下,《中国卫生和计划生育统计年鉴》报道,2016 年我国脑卒中死亡 209.8 万例,位列死因谱的第 1 位。一项纳入 22 个国家 6 000 例人群的研究结果显示,90％脑卒中发病风险归因于 10 个已知危险因素,其中高血压居首位。2013 年一项脑卒中危险因素荟萃分析结果显示,高血压是中国脑卒中人群最主要的危险因素,其相关度显著高于西方人群。

2. 高血压与脑卒中的关系

脑卒中是脑中风的学名,是一种突然起病的脑血液循环障碍性疾病。世界卫生组织专家委员会的报告指出,脑血管病是高血压的主要并发症。高血压主要通过动脉粥样硬化这一中间过程,导致心脑血管终点事件的发生。高血压损伤内皮细胞,导致和加速动脉粥样硬化,从而导致脑血管壁增厚、管腔狭窄、管壁内膜粗糙不平、血小板易于黏附及聚集,甚至发生凝血、血液流速变慢,从而增加缺血性脑卒中的发病风险。随着血压的升高,脑卒中的发病率显著增加,平均舒张压每升高 7.5 mmHg,脑卒中发病率增加 46％。

3. 临床表现

有高血压病史者,有可能突然出现昏仆、不省人事或突然发生口眼歪斜、半身不遂、智力障碍。脑卒中包括缺血性脑卒中(短暂性脑缺血发作和脑梗死)和出血性脑卒中(脑出血和蛛网膜下腔出血)。

4. 高血压伴脑卒中的治疗

(1) 降压目标:高血压的治疗目标主要是提高控制率,以减少脑卒中等合并症的发生。患者收缩压与舒张压达标同等重要,且重点应放在收缩压达标上。病情稳定的合并卒中患者,SBP≥140 mmHg 和/或 DBP≥90 mmHg 时应启动降压治疗。普通高血压患者应将血压降至 140/90 mmHg 以下;伴有糖尿病或肾病患者最好降至 130/80 mmHg 以下;65 岁以上老年人收缩压可根据具体情况降至 150 mmHg 以下,如能耐受,还可进一步降低。

(2) 降压药物选择:《国家基层高血压防治管理指南 2020 版》建议,高血压合并脑卒中,可选择 CCB、ACEI/ARB 或利尿剂,未达标者可联合使用。CCB 有利于减少卒中再发事件,为了有效地防止靶器官损害,要求每天 24 h 血压稳定于目标范围内。积极推荐使用一天给药一次而药效持续 24 h 的长效药物。

病例分享

　　患者男性,60 岁,因"口角歪斜、右侧上肢无力 1 个月、头晕 1 周"来就诊。患者在 1 个月前无明显原因出现口角歪斜、右侧上肢无力,去医院就诊,头部 CT 显示腔隙性脑梗死,治疗后好转,1 周前觉头晕来就诊。患者既往有高血压 10 年,饮酒史 20 年。查体:血压 155/95 mmHg,右侧鼻唇沟变浅,右上肢肌力Ⅳ。右侧 babinski 征(＋)。头部 CT 显示左侧放射冠和半卵圆中心见多个小的低密度灶。诊断为高血压病 1 级(高危分组)、脑梗死。降压治疗:氨氯地平 5mg,每日 1 次,口服。同时继续予抗血小板、调脂等针对脑卒中的治疗。

二、高血压伴冠心病

1. 临床特点

　　高血压并发冠心病使急性心肌梗死发生率升高,心梗后的危险性并发症增加,病死率上升。有报道,急性心梗引起心脏破裂者中有 50％ 并发高血压,梗死前有高血压者心梗后并发慢性心功能不全者明显增多,心脏猝死发生率也升高,其中尤以收缩压对冠心病病死率影响最大。

2. 高血压与冠心病的关系

　　高血压是冠心病的主要危险因素,也与冠心病患者的预后密切相关。高血压一方面使冠脉灌注压升高,血管壁张力增加,易导致冠脉内膜损伤,促进斑块的形成或使已形成的稳定斑块破裂,并与其他冠状动脉粥样硬化的因素相互作用,加速冠状动脉及其分支粥样病变进程,是心肌缺血、心肌梗死的主要危险因子。另一方面,高血压病患者心肌中冠脉阻力小、血管及微小血管再生不足、结构重塑、平滑肌迁移重组,导致血管壁增厚、管腔变小,再加上血管内皮损伤、血管舒张异常、冠脉小动脉或微小血管病变,两类因素均会使冠脉血流储备下降,引起心肌缺血症状发作。

3. 高血压伴冠心病的治疗

　　高血压并发冠心病的患者抗高血压治疗非常重要,控制血压常可缓解冠心病症状。在急性心肌梗死早期,因交感神经系统被激活,常使血压显著增高,采用 β 受体阻滞剂、AECI/ARB、长效钙离子拮抗剂治疗,高血压并发冠心病患者的获益较大。

　　(1)治疗目的:预防心肌梗死、脑卒中等并发症,降低心肌缺血的程度并减少其持续时间,减轻症状,降低死亡率。症状性冠心病(尤其是心绞痛)的治疗主要是减轻心绞痛,预防冠心病的进展和冠心病事件的发生。

　　(2)治疗方式:改变生活方式是治疗的关键,包括饮食控制、控制钠盐摄取、适度饮酒、经常运动、减重、戒烟等。药物治疗包括控制血糖、血脂、抗血小板、控制血压、改善症状的治疗等。

　　(3)降压目标:《国家基层高血压防治管理指南 2020 版》建议,合并冠心病的高血压患者的降压目标是 130/80 mmHg 以下;65—79 岁的高血压患者血压降至 150/90 mmHg 以下,如能耐受,可进一步降至 140/90 mmHg 以下;80 岁以上的高血压患者血压降至 150/90 mmHg 以下。

　　(4)降压药物选择:合并心肌梗死,首选 ACEI/ARB＋β 受体阻滞剂,小剂量联用,避免出现低血压。若未达标可加量,仍未达标可加用长效 CCB 或利尿剂(包括螺内酯)。合并心绞痛,可选择 β 受体阻滞剂、ACEI/ARB 或 CCB,可联用,如仍未达标,加用利尿剂。

病例分享

　　患者男性,53 岁,因"活动后胸痛 6 个月"就诊。患者半年来活动或情绪激动时出现心前区压迫感,持续约 5 min,经休息或含化硝酸甘油后缓解,在某医院查运动平板试验阳性,2 年前体检发现"高血压、高血脂",吸烟 20 余年。血压 155/90 mmHg,心肺(一),双下肢不肿。心电图显示窦性心律,HR 78 次/min;I、aVL 导联 T 波低平。心脏彩超示左室舒张功能减退,下壁、室间隔节段性搏动减弱。生化检查:ALT 42.1 U/L,AST 41.7 U/L,TC 4.7 mmol/L,TG 4.81 mmol/L,HDL-C 0.73 mmol/L,LDL-C 2.43 mmol/L。

　　诊断:1. 冠状动脉粥样硬化性心脏病,稳定型心绞痛,心功能 II 级。2. 高血压病 1 级(高危分组)。

　　处理:

　　1. 降压治疗:稳定性心绞痛首选长效 β 受体阻滞剂及 CCB、长效 ACEI/ARB,如仍未达标,加用利尿剂。给予本患者氨氯地平 5 mg、每日 1 次＋美托洛尔缓释片 23.75 mg、每日 1 次。

　　2. 抗血小板治疗:阿司匹林 100 mg、每晚 1 次。

　　3. 调脂治疗:可给予阿托伐他汀 20 mg、每晚 1 次调脂治疗。

　　4. 必要时可行冠状动脉造影检查,根据血管情况决定是否行支架植入或冠脉搭桥。

三、高血压合并肾脏疾病

1. 高血压肾病定义

　　系原发性高血压引起的良性小动脉肾硬化(又称高血压肾小动脉硬化)和恶性小动脉肾硬化并伴有相应临床表现的高血压病及肾功能衰竭。

2. 流行病学

　　MDRD(modification of diet in renal disease)研究是 1996 年美国对 1 795 例慢性肾脏疾病高血压发生进行的流行病学调查。研究表明:GFR 为 50—80 mL/(min · 1.73 m²) 的 CKD 人群,高血压发病率为 65％;GFR 为 10—20 mL/(min · 1.73 m²)的 CKD 人群,高血压发病率为 90％。

　　对我国开展的肾实质性高血压流行病学调查结果进行分析发现:在 CKD 4 期时,高血压发生率达 80.7％;在 CKD 5 期时,高血压发生率达 90.5％。高血压肾损害是终末期肾病(ESRD)的主要原因之一。根据美国肾脏病数据系统发布的报道分析,50％的透析患者肾病是由糖尿病引起,而 27％的透析患者肾病是由高血压导致。

3. 高血压肾病的损害机制

　　肾脏是高血压损害的主要靶器官之一,同时又是血压调节的重要器官,高血压一旦对肾脏造成损害,后者又会加剧高血压的严重程度。高血压性肾损害是以原发性高血压为病因造成的肾脏损害,引起肾小动脉硬化、肾单位萎缩。高血压使得血管内血液压力增高,可使得蛋白漏出,蛋白一旦漏出会对肾脏的滤网系统造成破坏,造成恶性循环。时间长久造成的破坏难以逆转,就会出现肾功能减退甚至肾衰竭。

　　临床上将这种由原发性高血压造成肾脏结构和功能的改变称为高血压性肾损害。据其程度和持续时间不同,可引起轻重不等的肾脏损害。

4. 临床表现及病情分期

　　(1)临床表现:早期,夜尿增多,尿比重降低,尿钠排出增多,尿浓缩功能下降;后期,缺血性肾病形成后,肾小球损伤,尿化验异常,出现少量蛋白尿、红细胞。肾小球功能渐进受损、肌酐清除率下降,血清肌酐逐渐增高。蛋白尿的产生是评定动脉粥样硬化肾实质病变严重程度的指标之一。晚期,肾体积进行性缩小,两侧常不一致。全身表现为高血压眼底病变及心、脑并发症。

(2) 病情分期:Ⅰ期微量白蛋白尿期,以尿中白蛋白排泄率异常为特征,肾功能正常,蛋白阴性。Ⅱ期临床蛋白尿期,以尿常规蛋白阳性、24 h 尿蛋白定量＞0.5 g 为特征,肾功能正常。Ⅲ期肾功能不全期,以 Ccr 下降、Scr 升高为特征,包括非透析期和透析期(尿毒症期)。非透析期 Ccr 为 40—10 mL/min,133 μmol/L＜Scr＜707 μmol/L。透析期(尿毒症期)Ccr＜10 mL/min,Scr＞707 μmol/L。

5. 高血压合并肾脏疾病的治疗

(1) 降压目标:《国家基层高血压防治管理指南 2020 版》建议,合并慢性肾脏疾病的高血压患者及伴有蛋白尿的高血压患者,如能耐受,血压应降至 130/80 mmHg 以下;年龄在 65—79 岁的患者血压降至 150/90 mmHg 以下,如能耐受,可进一步降至 140/90 mmHg 以下;80 岁及以上患者血压降至 150/90 mmHg 以下。

(2) 药物选择:首选 ACEI/ARB,未达标者加用 CCB 或利尿剂。肌酐水平首次超出正常范围,建议降压治疗方案由上级医院决定。

病例分享

患者男性,66 岁,因"头晕 2 个月"来就诊。患者于 2 个月前出现头晕,清晨明显,伴头胀,无头痛,无恶心、呕吐,无视物旋转,无肢体及言语不利,在某医院就诊测血压为 170/75 mmHg,给予氢氯噻嗪 12.5 mg、每日 1 次,血压控制在 160/70 mmHg 左右。患者否认既往高血压、冠心病及脑血管病史,有高盐饮食习惯,吸烟史 10 年,饮酒史 10 年。查体:血压 160/80 mmHg,心肺(一)。实验室检查:尿蛋白(＋)。心电图:T 波改变。LDL-C 3.20 mol/L。头颅 CT(一)。

诊断:1. 高血压病 2 级(高危分组)。2. 高血压肾病。

治疗:1. 降压药物选择 ACEI＋CCB,硝苯地平控释片 30 mg、每日 1 次,贝那普利 10 mg、每日 1 次。2. 其他对症支持治疗。

四、高血压合并糖尿病

1. 糖尿病

糖尿病是指胰岛素分泌相对或绝对不足以及不同程度的胰岛素抵抗引起的糖、脂肪及蛋白质代谢紊乱的综合征。高血压是糖尿病常见的共患疾病,对不同种族、年龄和肥胖程度的人群进行的调查表明,20％—60％的糖尿病患者合并高血压。高血压合并糖尿病,可累及大血管和微血管,加速心血管病、脑卒中、肾及视网膜病变的发生、发展,提高患者死亡率。有关资料证明,高血压死亡者中 10％患糖尿病,糖尿病患者中 44％的死亡因素与高血压有关,35％—75％有并发症的糖尿病与高血压有关。

2. 高血压与糖尿病的相互影响

高血压和糖尿病均可引起心、脑、肾和眼底等靶器官损害,但二者合并存在时,对靶器官的损害绝非简单相加。对于血压水平相同的高血压患者,如有糖尿病,其心血管事件发生率可升高 10—20 倍。例如 A、B 两个患者血压均为 145/90 mmHg,若 A 患者为男性,

65 岁,有糖尿病,而 B 患者无糖尿病和其他危险因素,则 A 的心血管事件风险比 B 高 20 倍。

相反,如果两位高血压患者无其他危险因素,仅高血压严重程度上有差异,则心血管事件风险仅相差 2—3 倍。如患者 A 血压为 179/100 mHg,患者 B 血压为 140/90 mmHg,二者均无其他危险因素,则 A 的心血管事件风险仅比 B 高 2—3 倍。因此,在 2000 年 8 月欧洲心脏病年会期间,丹麦学者 Mogensen 把高血压与高血糖并存者喻为是"处于双倍危险境地"的人群,高血压合并糖尿病是致命的联合。

为什么 2 型糖尿病患者高血压发生率较普通人群高? 确切机理迄今尚未完全阐明,目前认为主要与胰岛素抵抗、高胰岛素血症和胰岛素样分子水平升高有关。高胰岛素血症引起高血压的可能机理包括:① 胰岛素可促使肾小管重吸收钠增加,使体内总钠增加,导致细胞外液和血容量增加。机体为了维持钠平衡,通过提高肾小球灌注压促进尿液排泄,从而使血压升高。② 胰岛素可使副交感活性减弱,增强交感活性,促进去甲肾上腺素释放增加,促进肾小管重吸收钠,提高心排血量、心率并增加外周血管阻力,导致血压升高。③ 胰岛素刺激 H^+-Na^+ 交换活性,该过程与 Ca^{2+} 交换有关,使细胞内 Na^+、Ca^{2+} 增加,由此增强血管平滑肌对血管加压物质如去甲肾上腺素、血管扩张素 I 和血管容量扩张的敏感性,导致血压升高。④ 胰岛素可刺激血管壁增生、肥厚,使血管腔变窄、外周血管阻力增加,导致血压升高。

此外,糖尿病也是动脉粥样硬化、冠心病和微血管病变的主要危险因素。上述病变除与高血压有关外,糖尿病也常伴有脂质代谢紊乱,多表现为血清总胆固醇(TC)、低密度脂蛋白胆固醇(LDL-C)尤其是氧化的 LDL-C 增加,高甘油三酯(TG)血症和高密度脂蛋白胆固醇(HDL-C)降低,这是糖尿病患者易患冠心病和血管病变的主要原因。

3. 高血压伴糖尿病的治疗

(1) 降压目标:《国家基层高血压防治管理指南 2020 版》建议,合并糖尿病的高血压患者,如能耐受,血压应降至 130/80 mmHg 以下;年龄在 65—79 岁的患者血压应降至 150/90 mmHg 以下,如能耐受,可进一步降至 140/90 mmHg 以下;80 岁及以上患者血压降至 150/90 mmHg 以下。当糖尿病病人测得血压>130/80 mmHg 时,虽然血压<140/90 mmHg,也应开始服降压药治疗。

(2) 药物选择:目前经循证医学研究证实,高血压患者无论有无糖尿病,降压治疗均能降低心血管致残率和病死率,那么何种降压药最适合于伴有糖尿病的患者呢?《国家基层高血压防治管理指南 2020 版》建议,糖尿病患者需要严格控制血压,并且常需要联合治疗。伴糖尿病的高血压患者首选血管紧张素转换酶抑制剂(ACEI)或血管紧张素 II 受体拮抗剂(ARB),未达标者加用 CCB 或利尿剂。除了血压达标以外,伴糖尿病的高血压患者选择降压药物,应当特别关注药物应对血脂/血糖没有不良影响,且不加重胰岛素抵抗。

在降压治疗时,由于高血压合并糖尿病病人常需联合用降压药,对每个病人要选择适合于病人本身的降压药。首先肯定不是最贵的药就是好药,好的降压药应具备以下几点:① 有效、价廉、易得,能降低心血管病的患病率和死亡率;② 无副作用,能改善生活质量;③ 能单药治疗,可以口服,1 日只需用药 1 次,谷峰比大于 50%;④ 能降低周围血管阻力;⑤ 不导致代偿性心率增加和水钠潴留;⑥ 不影响血脂和血糖代谢。临床医师应熟悉各类降压药物的特点,根据具体病人的特点,扬长避短,选择最佳的治疗方案。

病例分享

患者女性,57岁,因"头晕2个月"来就诊。患者于2个月前出现头晕,伴头胀、心慌、乏力,既往有糖尿病病史5年,平时口服二甲双胍等药物,血糖控制尚可。查体:血压170/105 mmHg,心肺(一)。血生化:Tg 2.90 mmol/L,LDL-C 3.05 mmol/L,HDL-C 0.95 mmol/L,FBG 5.8 mmol/L。尿检:微量白蛋白150 μg/min。

诊断:原发性高血压2级(高危分组)、2型糖尿病。

处方:1. 控制血压:缬沙坦80 mg,口服,每日1次;硝苯地平控释片30 mg,口服,每日1次。

2. 继续控制血糖等治疗。

五、高血压伴代谢综合征

1. 代谢综合征

代谢综合征代表了一系列心血管危险因子的聚集状态,包括肥胖、高血压、血糖异常、血脂紊乱等多种代谢异常。其共同的病理生理基础是胰岛素抵抗。目前我国的诊断标准为:肥胖,BMI≥25.0 kg/m²;高血压,BP>140/90 mmHg;血脂异常,TG≥1.65 mmol/L和/或HDL-C男<0.91 mmol/L、女<1.04 mmol/L;血糖,FPG≥6.1 mmol/L或负荷后(PG2h)≥7.8 mmol/L或已确诊2型糖尿病。满足上述3项者即可做出诊断。

高血压与高血脂常并发,二者之间不仅存在共同的代谢异常和遗传背景,实际上还在多种机理上相互影响、互为因果。临床和流行病学研究发现,血总胆固醇(TC)水平与血压成正相关,但彼此之间相关性的确切机理仍未明了。多项研究显示,代谢综合征患者的心血管疾病风险显著升高,与非代谢综合征患者相比,代谢综合征患者的10年心血管疾病风险升高86%,10年缺血性卒中风险升高1.41倍。代谢综合征有多种不同的表现形式。我国代谢综合征的表现形式以肥胖、高血压合并血脂异常以及肥胖、高血压合并糖代谢异常最为常见,分别占全部代谢综合征人群的53.7%和30.5%。

2. 高血压与代谢综合征的病理生理机制

高血压和代谢综合征有着共通的病理生理机制,它们都是由环境和遗传两因素共同作用的结果。内皮功能不良是包括高血压、动脉粥样硬化在内的心血管疾病病因之一,这些疾病又都是以胰岛素抵抗为特征的。胰岛素抵抗是2型糖尿病、肥胖等代谢紊乱的标志之一,而这些代谢紊乱疾病又是以内皮功能不全为特征的。胰岛素抵抗参与高血压和代谢综合征发生发展的各个环节。同时,在这些疾病的发生发展过程当中,肾素-血管紧张素-醛固酮系统(RAAS)发挥着重要作用。多项研究已经证明,RAAS激活和胰岛素抵抗是相互促进的恶性循环。在代谢综合征的发病过程中,这二者相互作用,共同促进代谢综合征的各个组分的发生和进展。

3. 高血压伴代谢综合征的治疗

目前尚无"代谢综合征高血压防治指南",根据ATP-Ⅲ,代谢综合征的降压目标为<130/85 mmHg,有靶器官损害(心肌肥厚等)/2型糖尿病的降压目标为<130/80 mmHg,合并肾损害(白蛋白尿)的降压目标为<115/75 mmHg。对高血压的治疗不应仅仅停留在降压上,而应对胰岛素抵抗进行及早控制,并对多重危险因素进行综合防治。

治疗包括:① 生活方式干预,如减肥、低盐饮食、运动等;② 改善胰岛素抵抗的治疗,如双胍类、TZDs 类；③ 正确使用降压药物，如可以选用 ACEI/ARB、钙拮抗剂等，改善胰岛素抵抗，不影响糖代谢；④ 其他治疗，如抗血小板、调脂、抗凝等治疗。

事实证明，对高血压病患者的治疗，若只是单纯降低血压，不仅没有像流行病学研究所预期的那样能完全保护和逆转器官或组织的损害，更不足以预防心脑血管事件发生。主要原因就是高血压病患者常同时存在许多与血压升高相互独立，或在一定程度上又彼此相互影响的多重危险因素，如血脂代谢紊乱、胰岛素抵抗、血小板和凝血机理异常等。

近年来，高血压、脂代谢异常、糖尿病、肥胖等在同一个体及同一家族的聚集现象日益引起人们的重视。因此，高血压治疗宜采取多重危险因素联合干预策略，要降低血压，更要注意危险因素的综合控制。

对于代谢性高血压，治疗的主要目的不只是简单地降低血压，而且要预防和减少高血压引起的靶器官损害，最大程度地降低心血管病的病死率和病残率，改善患者生活质量。这就要求临床医师在治疗高血压时，既要遵从循证医学的原则选药，又须同时注意用药的个性化特点，还要根据患者具体存在的危险因素采用相应的药物及非药物辅助治疗，如降压药与调脂药联合、降压药与抗血小板药联合、降压药与叶酸、抗氧化剂联合等综合治疗。还须劝告患者戒烟、限制饮酒，适量运动、减轻体重，低脂、低钠膳食，改变不良生活方式等。这样才能提高治疗效果，最大程度地预防和减少心肌梗死、心力衰竭、脑卒中和肾功能损害等严重临床事件。

对伴有胰岛素抵抗的难治性高血压病患者，双胍类降糖药或胰岛素增敏剂联合原来的治疗方案能显著降低血压并提高疗效。对绝经后妇女高血压病患者用雌激素能有效降低 24 h 血压，并恢复非勺型血压者的血压昼夜时辰节律。总之，高血压病的综合防治及心血管多重危险因素的联合干预是现代高血压病治疗的趋势和新的理念，理应成为临床医师的共识，并切实用于指导临床实践。

病例分享

患者王××，女，54 岁，有糖尿病家族史，发现高血压 5 年，最高血压 175/108 mmHg，初未正规服药治疗，3 年前开始服用降压药物，目前服用拜新同 30 mg、每日 1 次＋氯沙坦 100 mg，每日 1 次等，血压控制在(140—148)/(90—98) mmHg 左右。

查体：身高 160 cm，体重 66 kg，腹围 85 cm，BMI 25.8 kg/m²，血压 147/100 mmHg，心率 72 次/min，心律齐，胸、腹部查体无异常，双下肢无水肿。

实验室检查：微量白蛋白尿 260 mg/24 h；FBS 6.63 mmol/L；PBS 9.25 mmol/L；HbA1c 5.8%。

血脂：TC 5.17 mmol/L，LDL-C 3.65 mmol/L，HDL-C 0.74 mmol/L，TG 1.9 mmol/L，UA 332 μmol/L，Cr 51.3 μmol/L。

超声心电图：室间隔 12 mm，左室后壁 13 mm，LA 34 mm，LV 50 mm，LVEF 56%。心电图检查示左室高电压。颈动脉超声：IMT 增厚 1.1 mm，颈动脉内壁毛糙、有多发斑块，32% 狭窄。

诊断：1. 原发性高血压(很高危分组)，2. 代谢综合征。

治疗：

1. 降压治疗：缬沙坦氢氯噻嗪 80/12.5 mg，每日 1 次，氨氯地平 5 mg，每日 1 次。

2. 其他治疗：抗血小板、调脂等治疗等。

(卢新政、陈秀梅、张毅)

第三章 高血压社区综合干预相关技术

第一节 高血压患者监测技术

一、血压的正常范围

《高血压基层诊疗指南(2019年)》中对高血压的定义为:未使用降压药物的情况下,非同日3次测量诊室血压,收缩压(SBP)≥140 mmHg(1 mmHg＝0.133 kPa)和/或舒张压(DBP)≥90 mmHg。SBP≥140 mmHg和DBP＜90 mmHg为单纯收缩期高血压。患者既往有高血压史,目前正在使用降压药物,血压虽低于140/90 mmHg,仍应诊断为高血压。

根据血压升高水平,进一步将高血压分为1、2和3级。血压水平分类和定义见表3-1。

表3-1 高血压水平分类和定义

分类	收缩压/mmHg	舒张压/mmHg
正常血压	＜120 和	＜80
正常高值	120—139 和/或	80—89
高血压	≥140 和/或	≥90
1级(轻度)高血压	140—159 和/或	90—99
2级(中度)高血压	160—179 和/或	100—109
3级(重度)高血压	≥180 和/或	≥110
单纯收缩期高血压	≥140 和	＜90

二、常用的血压监测技术及适用情况

在临床和人群防治工作中,血压测量主要采用诊室血压测量和诊室外血压测量,后者包括动态血压监测(ambulatory blood pressure monitoring, ABPM)和家庭血压监测(home blood pressure monitoring, HBPM)。

(1)诊室血压测量:由医护人员在标准条件下按统一规范进行测量。

(2)动态血压监测:采用无创自动血压测量仪器,监测全天血压水平。主要在医疗机构使用。

（3）家庭血压监测：也称自测血压或家庭血压测量。家庭血压监测有助于增强患者的健康参与意识,改善患者治疗依从性,适合患者长期血压监测。随着血压遥测技术的进步和设备的更新,基于互联网的家庭血压远程监测和管理可望成为未来血压管理的新模式。

不同血压测量方法的评价和高血压的诊断标准见表 3－2。

表 3－2　不同血压测量方法的评价和高血压的诊断标准

血压测量方法	作用	诊断标准
诊室血压测量	诊断高血压、进行血压水平分级以及观察降压疗效的常用方法	SBP＞140 mmHg 和/或 DBP＞90 mmHg
动态血压监测	（1）主要用于医疗机构; （2）诊断白大衣高血压、隐蔽性高血压和单纯夜间高血压; （3）观察异常的血压节律与变异,评估降压疗效、全时间段（包括清晨、睡眠期间）的血压控制	24 h 平均 SBP≥130 mmHg 和/或 DBP＞80 mmHg,白昼 SBP＞135 mmHg和/或 DBP＞85 mmHg,夜间 SBP＞120 mmHg 和/或 DBP＞70 mmHg
家庭血压监测	（1）用于一般高血压患者的自我家庭血压监测,以便鉴别白大衣高血压、隐蔽性高血压和难治性高血压; （2）评价长时血压变异,辅助评价降压疗效,预测心血管风险及预后等	SBP＞135 mmHg 和/或 DBP＞85 mmHg

注:SBP—收缩压;DBP—舒张压;1 mmHg＝0.133 kPa。

三、血压监测的具体方法

根据《高血压基层诊疗指南（2019 年）》,三种血压监测技术具体测量方法如下:

1. 诊室血压测量方法

（1）受试者安静休息至少 5 min 后开始测量坐位上臂血压,上臂应与心脏同高。

（2）使用经过国家标准验证的上臂式医用电子血压计,水银柱血压计将逐步被淘汰。

（3）使用标准规格的袖带（气囊长 22.26 cm,宽 12 cm）,肥胖者或臂围大者（＞32 cm）应使用大规格气囊袖带。

（4）首诊时应测量两上臂血压,以血压读数较高的一侧作为测量的上臂。

（5）测血压时,至少测 2 次,间隔1—2 min,若 2 次 SBP 或 DBP 差别≤5 mmHg,则取 2 次测量的平均值;若差别＞5 mmHg,应再次测量,取 3 次测量的平均值。

（6）老年人、糖尿病患者及出现直立性低血压情况者,应加测站立位血压。站立位血压在卧位改为站立位后 1 min 和 3 min 时测量。

2. 动态血压监测（ABPM）

（1）使用经过国际标准方案认证的动态血压监测仪,并定期校准。

（2）通常白天每 15—20 min 测量 1 次,晚上睡眠期间每 30 min 测量 1 次。应确保整个 24 h 期间有效监测血压,每小时至少有 1 个血压读数;有效血压读数的数目应达到总监测次数的 80％以上,计算白天血压的读数≥20 个,计算夜间血压的读数≥7 个。

（3）动态血压监测指标:24 h、白天（清醒活动）、夜间（睡眠）SBP 和 DBP 的平均值。

3. 家庭血压监测(HBPM)

（1）使用经过国际标准方案认证的上臂式家用自动电子血压计,不推荐用腕式血压计、手指血压计、水银柱血压计进行家庭血压监测。电子血压计使用期间应定期校准,每年至少1次。

（2）测量方案:对初诊高血压或血压不稳定的高血压患者,建议每天早晨和晚上测量血压,每次测2—3遍,取平均值;连续测量家庭血压7 d,取后6 d血压平均值。血压控制平稳且达标者,可每周自测1—2 d血压,早晚各1次。最好在早上起床后、服降压药和早餐前、排尿后、固定时间自测坐位血压。

（3）详细记录每次测量血压的日期、时间以及所有血压读数,而不是只记录平均值。应尽可能向医生提供完整血压记录。

（4）精神高度焦虑患者,不建议家庭自测血压。

第二节　高血压患者运动干预技术

可以引起骨骼肌收缩,导致机体能量消耗增加的所有活动为身体活动。运动是指有计划、有组织、可重复的身体活动,规律运动能改善心肺耐力,有效降低静息血压和运动过程中血压变化的幅度,减轻体重,缓解紧张情绪,有助于高血压患者血压的控制,预防高血压并发症的发生和发展,因此高血压患者应在医生指导下进行科学规律的运动。

一、运动前的心血管病风险评估

血压与心血管事件相关,因此高血压患者运动前应进行健康筛查,了解疾病史、家族史和运动史,评价心血管病风险水平分层,必要时进行相应的医学检查和运动测试,掌握医学监督与监控的风险点,在安全的范围进行运动锻炼。

1. 健康筛查内容

（1）询问调查:主要内容包括基本情况、病史、症状、用药史和生活方式、运动习惯等。询问病史主要了解患者目前是否患有心血管病、脑血管病、糖尿病、肾脏疾病、视网膜病变、外周血管病等,是否有早发心血管病家族史;询问症状主要是了解患者是否有胸痛(用力时胸部不适)、休息或适当运动时气短、头晕眼花或晕厥、不明原因的呼吸困难等症状;询问用药史主要是了解患者目前使用的药物,其中β受体阻滞剂有减慢心率的作用;询问生活方式是要了解患者是否有吸烟或被动吸烟情况;询问运动习惯需了解患者近半年来运动的频率、强度和时间,是否达到每周中等强度运动至少3 d,每天运动至少30 min,即规律运动的要求。

（2）体格检查:检查项目包括身高、体重、腰围、血压、肺部检查、心脏和四肢检查等,了解患者是否超重或肥胖、血压控制情况、是否存在肺部和心脏疾病、肌肉有无萎缩、关节有无肿胀、活动是否受限等。

（3）实验室检查:主要指标包括血糖、血脂、肝功能和肾功能等。

2. 心血管病风险水平分层

根据询问调查、体格检查和实验室检查结果,评估高血压患者的心血管病风险水平,确定医学监督的重点人群,选择适合当前健康状况和健康目标的运动类型,保证运动的安全性和有效性,通过循序渐进的运动获得健康益处。

(1) 心血管疾病的危险因素:主要包括高血压、年龄、早发心血病家族史、吸烟、糖尿病前期、肥胖、高血压、血脂异常、静坐少动的生活方式。

表 3-3　心血管病的危险因素和判断标准

危险因素	判断标准
高血压	1 级高血压:SBP=140—159/DBP=90—99 mmHg。
	2 级高血压:SBP=160—179/DBP=100—109 mmHg。
	3 级高血压:SBP≥180/DBP≥110 mmHg
年龄	男性>55 岁,女性>65 岁
早发心血管病家族史	一级亲属心血管病发病年龄<50 岁
吸烟	吸烟或吸二手烟
糖尿病前期	糖负荷后 2 h 血糖为 7.8—11.0 mmol/L 和/或空腹血糖为 6.1—6.9 mmol/L
肥胖	腹型肥胖(男性腰围≥90 cm,女性腰围≥85 cm)或肥胖(体重指数≥28 kg/m²)
血脂异常	总胆固醇≥5.2 mmol/L(200 mg/dL),或低密度脂蛋白胆固醇≥3.4 mmol/L(130 mg/dL),或高密度脂蛋白胆固醇<1.0 mmol/L(40 mg/dL)
静坐少动的生活方式	至少 3 个月没有参加每周至少 3 d,每天不少于 30 min 的中等强度身体活动

(2) 心血管病风险水平分层:低危,1 级高血压患者无其他心血管病危险因素;中危,1 级高血压患者合并 1—2 个其他危险因素,2 级高血压患者无其他心血管病危险因素;高危,1 级高血压患者合并 3 个及以上其他心血管病危险因素或伴发临床疾病或并存临床症状,2 级高血压患者合并其他心血管病危险因素或伴发临床疾病或并存临床症状,3 级高血压患者无论其是否合并其他心血管病危险因素。

(3) 不同心血管病风险人群运动医学监督建议:低危和中危的高血压患者可进行低到中等强度运动(如步行),进行较大强度运动前,建议进行医学检查,医学检查后在自身能够承受的范围内逐渐增加强度。高危的高血压患者在进行中到较大强度运动时,建议进行医学检查和有医务人员监督的运动测试,评估心肺功能和运动能力,确定自身能承受的运动强度,在自身能够承受的范围内逐渐增加强度。

二、高血压患者的运动指导方案

高血压运动指导方案是由医生、运动健身指导人员等专业人员依据患者的年龄、性别、个人健康信息、医学检查等结果,制定的系统化、个体化的科学运动方案,方案包括运动类型(type)、运动频率(frequency)、运动强度(intensity)和运动时间(time)等要素。

1. 运动类型

运动指导方案应包括多种运动方式,全面促进健康,有效控制血压。有氧耐力运动、抗阻力运动和关节柔韧性练习是最基本的运动类型。

(1) 有氧耐力运动:指以躯干、四肢等大肌肉群参与为主,有节律、时间较长、能够维持在一个稳定状态的身体活动,活动时需要氧气参与能量供应,如快走、慢跑、骑自行车、健身操、广场舞、游泳等。

(2) 抗阻力运动:指一组肌肉群对抗阻力反复多次的强力收缩活动,阻力负荷可以采用哑铃、水瓶、沙袋、弹力带等健身器械或对抗身体重量(如俯卧撑、引体向上)等。每种抗阻力运动只增强参与做功的肌肉,因此要进行多种动作练习使身体各部位的肌肉平衡发展。

(3) 关节柔韧性练习:指通过躯体或四肢的伸展、屈曲和旋转运动,锻炼关节的柔韧性和灵活性,如瑜伽、柔软体操、拉伸动作等。

(4) 推荐高血压患者进行的运动类型:有氧耐力运动是适合高血压患者的运动类型,如散步、快走、骑自行车、广场舞和慢跑等运动项目,还可以选择放松性质的运动和锻炼呼吸的运动,如太极拳、八段锦和其他健身气功等。在血压控制稳定后,可进行低到中等强度的抗阻力运动锻炼,注意在抗阻力运动中要避免发力时憋气。柔韧性练习可在全面热身后和放松阶段进行。

2. 运动频率

运动频率是指每周运动锻炼的天数。运动频率在促进健康和改善心肺耐力等方面起着非常重要的作用。当运动频率小于 3 d/周时,运动促进健康和改善心肺耐力的效果随着频率的降低而减弱;但当运动频率大于 5 d/周时,心肺耐力的提高会出现平台,进行较大强度运动的频率大于 5 d/周时,心脑血管疾病意外的风险会增加。建议高血压患者每周进行 4—7 d 低到中等强度有氧运动,每周进行 2—3 d 抗阻力运动锻炼,每周至少进行 2 d 关节柔韧性练习,最好每天练习。

3. 运动强度

运动强度是制定运动指导方案的关键要素,运动强度包括绝对强度(也称物理强度)和相对强度(也称生理强度)。同一种运动的绝对强度是一致的,而不同生理状态个体的疲劳感等相对强度可能存在较大差异。一般来讲,有氧耐力运动强度可以用最大摄氧量百分比、代谢当量、最大心率百分比、靶心率和自觉疲劳程度等指标来确定。日常运动中,以最大心率百分比、靶心率和自觉疲劳程度判断运动强度简单易行。抗阻力运动强度以局部肌肉反应评定,可以用阻力负荷的大小来确定。

(1) 最大心率百分比:身体运动的能量消耗水平与心率呈正相关,当人体剧烈运动达到极限时,相应的心率为最大心率。一般认为运动心率达到最大心率的 60%—75% 为中等强度运动,达到最大心率的 75% 以上为较大强度运动。最大心率可以通过运动负荷试验获得,也可以通过公式推测[最大心率=220−年龄(岁)]。

(2) 靶心率:指运动时需要达到的目标心率,考虑个体安静时的心率,通常根据期望达到储备心率的百分比计算靶心率。一般来讲达到储备心率的 40%—59% 为中等强度运动,达到储备心率的 60%—89% 为较大强度运动[储备心率=最大心率−安静心率,靶心率=储备心率×以期望强度运动时心率达储备心率的百分比(%)+安静心率]。

表 3-4 达到期望运动强度计算心率的简易方法

方法	举例:一名女性 50 岁,安静时心率为 70 次/min,求中等强度运动时应达到的心率
计算最大心率百分比	达到最大心率的 60%—75% 为中等强度运动, 中等强度运动时心率范围: 目标心率=(220−50)×(60%—75%)=102—127(次/min)
计算靶心率	达到储备心率的 40%—59% 为中等强度运动, 中等强度运动时心率范围: 靶心率=(220−50−70)×(40%—59%)+70=110—129(次/min)

（3）自觉疲劳程度：按照主观疲劳程度分级，将主观的疲劳程度"6"作为最低水平（最大程度的轻松感，无任何负荷感）、"20"作为最高水平（极度疲劳感），中等强度通常在11—14 的区间。见表 3-5。

表 3-5　自觉运动强度（RPE）分级表

级	6	7	8	9	10	11	12	13	14	15	16	17	18	19	20
RPE	非常轻		很轻		有点累		稍累		累		很累		非常累		

（4）抗阻力运动的阻力负荷：相当于重复 1 次最大负荷（1-RM）的 60%—70% 为中等强度到较大强度，相当于 1-RM 的 40%—50% 为较低到中等强度。

（5）高血压患者运动强度建议：中等强度的有氧耐力运动是适合高血压患者的运动，当运动强度为中等时会感觉到呼吸和心跳加快，可以与人交谈，但不能唱歌，感觉稍微有点累。没有规律运动习惯的高血压患者，从低强度运动开始，适应后逐步增加到中等强度。没有运动基础的患者以 30%—40% 1-RM 为起始强度，有运动基础的患者以 40%—50% 1-RM 为起始强度进行抗阻力运动锻炼。

4. 运动时间

运动时间包括每次运动时间和每天累计时间。目前研究认为，每天中等强度有氧耐力运动累计 30 min 对促进健康、预防慢性病的作用证据充分；抗阻力训练可以降低静息的血压，但数据有限。高血压患者可以选择一次持续 30—60 min 的有氧耐力运动，或者可采取短时间多次累积的方式，每次至少 10 min，累积 30—60 min。抗阻力运动应进行 1—3 组，重复 8—12 次。

三、运动指导方案的实施

1. 运动锻炼的组成

一次运动锻炼的基本组成包括热身、运动内容、整理放松和拉伸四个部分，见表 3-6。

表 3-6　一次运动锻炼的基本组成

热身	至少 5—10 min 低到中等强度的心肺和肌肉耐力活动
运动内容	至少 20—60 min 有氧、抗阻力运动、关节柔韧性练习
整理活动	至少 5—10 min 低到中等强度的心肺和肌肉耐力活动
拉伸	在热身和整理活动之后进行至少 10 min 的拉伸活动

2. 实施运动方案的进度

实施运动方案的进度取决于高血压患者的健康状况、体质水平和对运动的适应情况，包括适应阶段、提高阶段和稳定阶段。

（1）适应阶段：开始进行规律运动前，适宜采取较低强度、较短时间、较低频率的运动方案，使身体逐步适应，心肺耐力逐步提高。对多数人来讲，适应阶段一般为 1—2 周。

（2）提高阶段：经过适应阶段的运动练习后，逐步增加运动强度到中等强度，运动时间达到每天累计 30 min 以上，运动频率从 1—4 d/周逐步增加到 5—7 d/周，使运动锻炼者心肺耐力得到明显改善，血压得到良好控制。这个阶段一般长达 1—5 个月。

（3）稳定阶段：在规律运动 5—6 个月后，运动锻炼者身体机能相对稳定，心肺耐力达到满意的水平,可以继续保持规律运动的习惯,维持已经获得的益处,在运动形式上可以改为一些有趣味的、自己喜欢的方式,以避免因沉闷放弃继续运动。

3. 高血压患者运动的注意事项

(1) 患者血压超过 180/110 mmHg,或者血压控制不好,波动较大时,应积极接受药物治疗,使血压平稳降低,再进行运动。

(2) 高血压患者一般清晨血压较高,避免做激烈运动,最好选择下午或傍晚进行锻炼。

(3) 服用 β 受体阻滞剂的高血压患者会有运动中心率减慢和最大运动能力下降的反应,对这些个体可以使用自觉疲劳程度来监控运动强度。

(4) 降压药,如 β 受体阻滞剂、钙通道阻滞剂以及血管扩张剂会引起运动后的血压突然降低,在这些情况下要延长整理活动阶段并密切监控恢复过程。

(5) 对于运动中有心肌缺血表现的病人,运动中靶心率应该设定在心肌缺血的阈值以下 10 次/min。

(6) 不适宜做体位变化幅度过大的动作,抗阻力运动中要避免发力时憋气。

(7) 运动过程中出现任何不适症状应立刻停止运动,及时就医。

第三节　高血压患者饮食干预技术

合理饮食是健康的物质基础,它能够提供人体所需的能量和各种营养素,有助于控制体重,预防多种慢性病发生。对于高血压患者而言,实践合理健康的饮食习惯,有利于血压的控制,能防止和延缓并发症的发生和发展。

一、饮食干预的原则

(1) 控制总能量的摄入,热能摄入量以达到或维持健康体重为宜。

(2) 平衡膳食,选择多样化、营养合理的膳食,平均每天摄入食物种类在 12 种以上,每周在 25 种以上。

(3) 限制食盐摄入,每日食盐摄入量不超过 5 g。

(4) 控制脂肪摄入总量,限制饱和脂肪酸和反式脂肪酸摄入。

(5) 多饮水、限制饮酒。

二、饮食干预前评估

1. 体重评估

超重和肥胖者要采取运动和减少能量摄入等生活方式,保持健康体重。衡量成年人体重是否超标的指标是体重指数(BMI)。计算方法为:BMI = 体重(kg)/身高(m)^2。BMI<18.5 kg/m^2 为消瘦,18.5≤BMI<24 kg/m^2 为体重正常,24≤BMI<28 kg/m^2 为超重,BMI≥28 kg/m^2 为肥胖。此外,成年人中心型肥胖的判断指标是腰围,男性腰围≥90 cm,女性腰围≥85 cm 即为中心型肥胖,说明脂肪在腹壁和腹腔内蓄积过多。

2. 饮食评估

(1) 评估内容:饮食习惯,是否存在不良饮食习惯;口味偏好,是否重盐重油;膳食模式,各类食物摄入频率和摄入量。

(2) 评估方法:问卷调查了解饮食习惯,食物频率法或 24 h 膳食回顾法了解各类食物的摄入频率和摄入量,并可根据食物成分表计算每日能量和各种营养素的摄入量。对照《中国居民膳食指南(2016)》提出饮食改善建议。

三、干预内容及方法

1. 控制膳食总能量

(1) 计算患者每日所需的总能量:根据体型、标准体重和劳动强度估算个体每日应摄入的能量。每日所需要的膳食总能量(kcal)=标准体重(kg)×单位标准体重膳食能量系数,标准体重(kg)=实际身高(cm)-105,单位标准体重膳食能量系数见表 3-7。对于超重和肥胖者,在膳食总能量减少的情况下要注意补充维生素和矿物质。

表 3-7 成人单位标准体重膳食能量系数　　　　单位:kcal/kg 标准体重

体型	卧床	轻体力劳动	中体力劳动	重体力劳动
消瘦	25—35	35	40	45—55
正常	20—25	30	35	40
超重和肥胖	15	20—25	30	35

举例:某人身高 170 cm,标准体重为 170-105=65 kg,实际体重 85 kg,BMI=29.4 kg/m²,体型属于肥胖。该人日常劳动强度为轻体力劳动,他每日能量摄入量应为(20—25) kcal/kg 标准体重×65 kg=1 300-1 625 kcal。

(2) 根据膳食总能量确定各类食物摄入量:参考《中国居民膳食指南(2016)》不同能量需要水平建议的食物摄入量确定,见表 3-8。

表 3-8 不同能量需要水平建议的食物摄入量　　　　单位:g/(d·人)

食物种类	不同能量摄入水平/kcal							
	1 000	1 200	1 400	1 600	1 800	2 000	2 200	2 400
谷类	85	100	150	200	225	250	275	300
－全谷类及杂豆	适量	适量	适量	50—150	50—150	50—150	50—150	50—150
－薯类	适量	适量	适量	50—150	50—150	50—150	50—150	50—150
蔬菜	200	250	300	300	400	450	450	500
－深色蔬菜	占所有蔬菜的1/2							
水果	150	150	150	200	200	300	300	350
畜禽肉类	15	25	40	40	50	50	75	75
蛋类	20	25	25	40	40	50	50	50
水产品	15	20	40	40	50	50	75	75
乳制品	500	500	350	300	300	300	300	300
大豆	5	15	15	15	15	15	25	25
坚果	—	适量	10	10	10	10	10	10
烹调油	15—20	20—25	20—25	20—25	25	25	25	30
食盐	<2	<3	<4	<6	<6	<6	<6	<6

（3）估算各类食物量：主食的质量可以根据装主食碗的大小估算，一小碗（碗的直径12 cm）米饭生米质量约为75 g，一大碗（碗的直径16 cm）米饭生米质量约为150 g；肉类的质量可以根据占手掌大小估算，1个手掌大小的畜禽肉约50 g；水果、蛋类的质量可根据大小估计，一般中等大小的鸡蛋约60 g，中等大小的苹果200 g左右；奶类及制品的质量根据包装标注的体积或者盛奶类的杯子大小估计，一般1 mL牛奶质量约为1 g。

2. 食物多样化的平衡膳食

平均每天摄入食物种类在12种以上，每周在25种以上。以食用蔬菜、水果、低脂奶制品、富含膳食纤维的全谷类食物为主，食用适量的鱼、禽、蛋、瘦肉。"小份"是实现食物多样化的关键措施，同等能量，选用小份菜肴可以增加食物种类；此外，一段时间进行同类互换也是保持食物多样的好办法，例如，今天吃米饭，明天可以吃面条，后天吃小米粥，尽量保证一段时间里进行食物品种更换，多种多样；巧妙搭配也可以增加食物品种数量，如粗细搭配，主食里增加全谷物和杂豆类，因为加工精度高的米、面会较快升高血糖，传统的豆饭、八宝粥是实现粗细搭配的好办法，还有荤素搭配、色彩搭配，如什锦蔬菜、炒杂菜，也能增加食物的种类。

3. 限制食盐摄入

食盐的主要成分是氯化钠（NaCl），它给味蕾带来的感觉是"咸"。无论何种菜肴，大多以咸作为基础味，食盐在烹调中具有调味作用。食盐中对健康造成影响的主要是钠盐，钠是人体不可缺少的一种化学元素，具有调节体内水分，增强神经肌肉兴奋性，维持酸碱平衡和血压正常的功能。除食盐外，味精、鸡精和许多食品添加剂中也含有很多钠离子，一般1 g钠相当于2.55 g氯化钠。正常成年人每天钠摄入1 500 mg基本能满足机体的需要，通过食物本身能摄入的钠大约1 000 mg，需要从食盐中摄入的钠约500 mg，相当于1.3 g食盐。但由于人们的膳食习惯和口味的偏好，很多人食盐的摄入量都远远超过机体的需要。

钠盐可显著升高血压及增加高血压的发病风险，钠盐摄入过多和/或钾摄入不足，以及钾钠摄入比值较低是我国高血压发病的重要危险因素，因此高血压患者要严格控制高盐食物的摄入，减少食盐摄入量。世界卫生组织建议人均每日食盐摄入量（含食物中盐含量）不超过5 g。

（1）减盐技巧

① 少放盐，正确使用定量盐勺：烹调食物时少放盐，建议使用定量盐勺控制放盐量。常见的定量盐勺有2 g盐勺和6 g盐勺，在烹调食物时可以根据家庭人口计算每天用盐总量，换算成需要多少勺盐，控制用盐总量。

② 用其他调味品代替盐：用辣椒、大蒜、醋和胡椒等为食物提味，也可以用无盐混合调味料，减少对咸味的关注。

③ 少吃咸菜和高盐包装食品：少吃榨菜、咸菜和酱制的食物，少吃高盐包装食品。如熟食肉类或午餐肉、香肠和罐头食品的钠盐含量很高，要不吃或少吃，应选择新鲜的肉类、海鲜和蛋类。

④ 逐渐减少钠盐的摄入量：减盐需要一步步来，让味蕾感受和适应不同食物的自然风味，逐渐降低对咸味的需求。

⑤ 阅读营养标签：购买食物时，尽可能购买盐含量较低的包装食品或罐头食品，选择

营养标签标有"低盐""少盐"或"无盐"的食品。营养标签营养声称中的低盐食品是指食品中钠的含量≤120 mg/100 g或≤120 mg/100 mL，无盐食品是指食品中钠的含量≤5 mg/100 g或≤5 mg/100 mL。

⑥ 外出就餐时选择低盐食品：在外就餐时主动要求餐馆少放盐，尽量选择低盐菜品。

⑦ 用低钠盐代替普通食盐：低钠盐是一种减少钠含量、增加钾含量的健康食盐，有助于人体钠钾平衡，降低高血压和心血管病的风险，但对于肾功能不全者、高钾血症患者、服用保钾类利尿剂的高血压患者，容易导致或加重高钾血症。这类人要谨慎使用低钠盐。

⑧ 增加钾的摄入量：选择富含钾的食品，有助于降低血压，蔬菜、水果和豆类含钠少，含钾多，建议多吃。其他含钾较多的食品还包括酸奶、蛤蜊、比目鱼、土豆和菌类食物等。

（2）常见调味品和食品的含盐量

除了烹调食盐外，许多调味品和加工食品中也可能含有大量的钠盐，必须了解这些食物的含盐量（见表3-9），指导高血压患者在日常饮食中控制盐摄入量。

表3-9　常见调味品和食品的含盐量（以50 g食物计）　　　　单位：g

分类	食物名称	含盐量	分类	食物名称	含盐量
调味品	味精	10.0	酱菜类	酱萝卜	9.0
	豆瓣酱	7.0		酱大头菜	6.0
	酱油	7.0（平均）		什锦酱菜	5.0
	辣酱	4.0		酱黄瓜	5.0
	五香豆豉	2.0		腌雪里蕻	4.0
腐乳	红腐乳	4.0	豆制品	五香豆	2.0
	白腐乳	3.0		豆腐干	1.0
肉类	咸肉	2.5	禽类	烧鹅	3.0
	火腿	1.5		盐水鸭	2.0
	午餐肉	1.0		酱鸭	1.0
	火腿肠	1.0		扒鸡	1.0
	酱牛肉	1.0	其他	方便面	1.5
鱼虾类	咸鱼	7.0		咸鸭蛋	3.0
	虾皮	7.0		油条	1.0
	鱼片干	3.0		大饼	1.0

4. 控制脂肪摄入总量，限制饱和脂肪酸和反式脂肪酸摄入

脂肪的主要成分是甘油三酯，由1分子和3分子脂肪酸构成，脂肪酸根据碳链上的饱和键（碳原子跟2个氢原子结合）和不饱和键（碳原子跟1个氢原子结合）数量，可分为饱和脂肪酸、单不饱和脂肪酸和多不饱和脂肪酸。其中多不饱和脂肪酸根据不饱和双键位置，又分为n-3、n-6系列脂肪酸。单不饱和脂肪酸以油酸为代表，n-3系列脂肪酸以α-亚麻酸为代表，n-6系列脂肪酸以亚油酸为代表。由于人体不能自身合成亚油酸和α-亚麻酸，其必须从食物中得到，称为必需脂肪酸。由不同脂肪酸组成的脂肪理化特性不同，甘油三酯的熔点也随脂肪酸的碳链长度和饱和程度的增加而升高。熔点高,在常温下为固态的脂肪常称为脂;熔点低,在常温下多为液态,可以流动的脂肪常称油。此外,按照空间结构,脂肪酸又可分为顺式脂肪酸和反式脂肪酸两类。

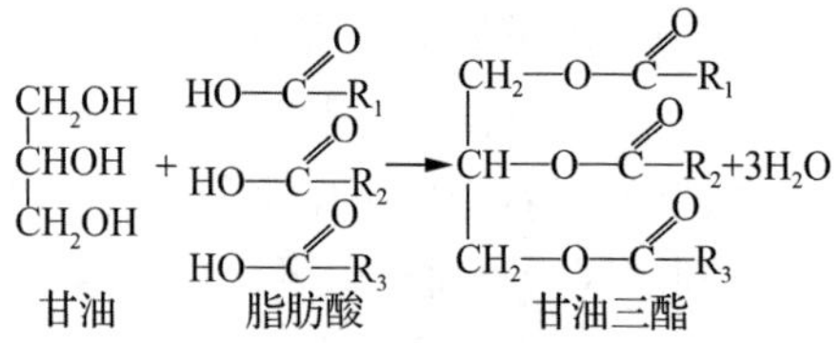

高脂肪(包括摄入过多的烹调油和动物脂肪)膳食容易导致能量摄入过多,是肥胖发生的主要原因,而肥胖是糖尿病、高血压、血脂异常等慢性病的重要危险因素。《中国居民膳食指南(2016)》和《中国居民膳食营养素参考摄入量》2013 修订版建议,成年人合理膳食中脂肪供能比应为

图 3-1 脂肪的结构

20%—30%,其中 n-3 多不饱和脂肪酸供能比应为 0.5%—2%,n-6 多不饱和脂肪酸供能比应为 2.5%—9%,饱和脂肪酸供能比应<10%,反式脂肪酸供能比应<1%,成年人每日食用油的摄入量不超过 25—30 g。

(1) 不同脂肪酸与健康的关系:

① 饱和脂肪酸:主要来源于动物性食物,重要的生理功能是提供能量,摄入量过多会使血清胆固醇升高。低脂饮食替代高脂饮食,可以使肥胖人群的总胆固醇、低密度脂蛋白胆固醇和甘油三酯降低,高密度脂蛋白胆固醇升高。

② 不饱和脂肪酸:主要来源于植物油,其中摄入单不饱和脂肪酸具有改善血脂水平的作用。亚油酸和 α-亚麻酸是人体必需脂肪酸,膳食 α-亚麻酸摄入量增加可能降低冠心病的死亡风险,亚油酸摄入量增加可以降低脑卒中的发病风险。此外,α-亚麻酸的衍生物 DHA 和亚油酸的衍生物花生四烯酸是脑、神经组织及视网膜中含量最高的脂肪酸,对脑及视觉功能发育有重要作用,但亚油酸摄入过多可能对免疫产生负面影响。

③ 反式脂肪酸:多产生于油脂氢化、脱臭或精炼过程(经 250 ℃以上高温处理),一部分双键结构由顺式发生异构,转变为反式构型,如人造奶油、起酥油中反式脂肪酸含量相对较高。摄入反式脂肪酸会增加冠心病的发病风险。

(2) 常见食用油脂肪酸含量情况:不同食用油脂肪酸含量存在一定差异,摄入多品种食用油才能保证各种脂肪酸的全面摄入,常见食用油中主要脂肪酸的组成见表 3-10。

表 3-10　常见食用油中主要脂肪酸的组成　　　　　　　　单位:%

食用油	饱和脂肪酸	油酸	亚油酸	α-亚麻酸
豆油	15.9	22.4	51.7	6.7
花生油	18.5	40.4	37.9	0.4
葵花籽油	14.0	19.1	63.2	4.5
芝麻油	14.1	39.2	45.6	0.8
棕榈油	43.4	44.4	12.1	—
茶油	10.0	78.8	10.0	1.1
猪油	43.2	44.2	8.9	—
牛油	61.8	28.8	1.9	—
羊油	57.3	33.0	2.9	2.4
亚麻籽油	13.0	22.0	14.0	49.0
橄榄油	13.0	72.0	9.0	1.0

（3）减油技巧

① 使用控油壶控制用油总量：用控油壶盛装食用油，根据家庭人口数计算全家每天应该食用的烹调油量，炒菜用油从控油壶中取用，定量用油，控制总量。

② 选择有利于健康的烹调方法：烹调食物时尽可能不用油或用很少量油的烹调方法，如蒸、煮、炖、焖、水滑熘、拌、急火快炒等，用煎的方法代替油炸也可减少油的使用。

③ 少吃油炸食品：少吃或不吃油炸食品如炸鸡腿、炸薯条、炸鸡翅、油条、油饼，在外就餐时少点油炸类菜品。

④ 尽量不用动物油炒菜做饭。

⑤ 吃多种植物油：不同植物油的营养特点不同，应经常更换烹调油的种类，食用多种植物油。

⑥ 阅读营养标签：购买食物时，学会阅读营养标签，可以选择低脂食品和不含反式脂肪酸的食品。根据我国标准规定，脂肪含量不高于 3 g/100 g（或 1.5 g/100 ml）的产品可以声称低脂。有些食品营养标签会标示反式脂肪酸的量。也可以查看配料表，配料表中如有氢化植物油、植脂末、植物奶油、人造奶油、起酥油等成分，这些都是氢化植物油相关产品，可能含有反式脂肪酸。

（4）常见食物脂肪含量：除了烹调油，一些加工食物和坚果类食物中油的含量较高，在日常食用时要注意控制总量，不宜多吃，避免摄入过多能量。

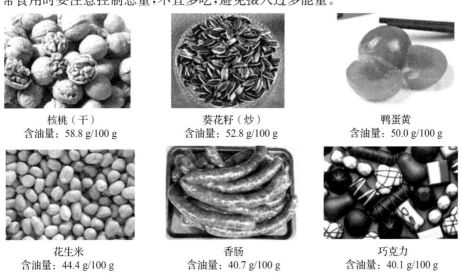

核桃（干）	葵花籽（炒）	鸭蛋黄
含油量：58.8 g/100 g	含油量：52.8 g/100 g	含油量：50.0 g/100 g
花生米	香肠	巧克力
含油量：44.4 g/100 g	含油量：40.7 g/100 g	含油量：40.1 g/100 g

图 3－2　常见食物含油量

5. 限制饮酒

过量饮酒显著增加高血压的发病风险，且风险随着饮酒量的增加而增加，限制饮酒可使血压降低。《中国高血压防治指南（2018 年修订版）》建议高血压患者不饮酒。如饮酒，则应少量并选择低度酒，避免饮用高度烈性酒。每日酒精摄入量男性不超过 25 g，女性不超过 15 g；每周酒精摄入量男性不超过 140 g，女性不超过 80 g。不同类型酒的适宜饮用量见表 3－11。

表 3‑11　不同类型酒的适宜饮用量　　　　　　　　　　　　单位：mL

名称	含 15 g 酒精的酒的体积	含 25 g 酒精的酒的体积
啤酒	450	750
葡萄酒	150	250
体积分数为 38% 的白酒	50	75
体积分数为 53% 的白酒	30	50

第四节　高血压患者心理干预实用技术

随着社会经济的发展、人们生活方式的改变和人口老龄化，慢性病（本节指慢性非传染病）成为影响居民健康的主要问题。《中国慢性病及其危险因素监测报告 2018》显示，我国 18 岁以上居民高血压患病率为 27.5%，其中血压控制到正常范围者仅占 11.0%。慢性病给社会带来沉重负担。中国精神卫生调查显示焦虑障碍终生患病率为 7.57%，心境障碍终生患病率为 7.37%。心理行为障碍是很多躯体疾病的危险因素，精神压力增加罹患高血压的风险，同时高血压等慢性病又促成心理行为障碍高发。高血压患者群体是心理健康问题的脆弱人群，也是心理健康促进重点人群。

高血压等慢性病患者往往对自身心理健康状况评价不够客观，存在睡眠障碍、焦虑、抑郁、不良应对模式，以及非正规就医等问题，同时这些患者具有相应服务需求，因此，向高血压患者提供心理支持迫在眉睫。

一、高血压患者的常见心理现象

高血压等慢性病患者因为需要长期承受疾病的折磨，经历漫长的病程，容易产生较为复杂的心理活动。

慢性病患者一开始大都有侥幸心理，即不肯承认自己真的患了疾病，迟迟不愿进入患者角色；一旦确诊，又容易产生急躁和忧虑情绪，恨不得立即服用灵丹妙药，即刻把病治好。这时他们对自己的疾病格外敏感、格外关注，向医护人员刨根问底，向病友"取经"，翻阅大量相关书籍或进行网络搜索，极其渴望弄清疾病的来龙去脉，企图自行治疗或掌控病情。但是，慢性病治疗目前主要是以控制症状和延缓病程为主，尚不能做到根治，这就迫使慢性病患者只能去适应漫长的疾病过程，从而产生一系列的心理变化。了解这些心理变化，不仅有助于理解和体谅患者，而且还能更好地照料患者，有益于疾病的康复。那么，慢性病患者容易出现哪些心理变化呢？

1. 主观感觉改变，注意力转向自身

健康人精力主要集中于工作、学习或日常生活，心理活动经常指向外界客观事物。患病后，大多数患者将注意力转向自身，异常敏感，甚至能听到自己的心跳、呼吸、胃肠蠕动的声音，心中总想自己的病，而对其他事物漠不关心。

2. 心境不佳，情绪不稳

生病是一种不良刺激，影响患者情绪，形成不良的心境，导致患者常常看什么都不顺

眼、易生气、易发脾气,给人以不近人情的感觉。病情越重、病程越长,这种异常情绪反应越严重。此外,随着病情变化,患者还会出现明显的情绪波动,时而高兴,时而悲伤,时而满意,时而失望,紧张、焦虑、忧愁、愤懑、急躁、烦闷等消极情绪也经常出现。这些消极情绪,不仅容易被人误解,使人不愿意接近,而且还不利于病体康复。

3. 被动依赖,情感脆弱

有些患者长期受疾病折磨,人格特征往往也发生了变化。那种兴高采烈、生机勃勃的形象不见了,代之以动作迟缓、情感脆弱、谨小慎微、以自我为中心等。此外,由于患者受到亲人及医护人员较多的关怀与照顾,会变得被动,依赖性增强,本来自己可以做的事情也不愿意动手。患者情感变得脆弱,甚至幼稚,像个孩子似的,总希望所有人都围着他转。

4. 多疑、神经过敏

患者往往过分关注身体感受,过分计较病情的波动和变化,往往会变得神经过敏、疑虑重重。听人低声谈话就以为是谈自己的病,对于医护人员和亲友的好言相劝也常半信半疑,有时怀疑医护人员给自己开错了药、打错了针。这种异常心理不仅会破坏医患关系,也不利于患者安心养病。

5. 紧张、焦虑、恐怖

患者一旦受到消极暗示,就迅速出现焦虑或抑郁心境,有时还可产生悲观厌世情绪。许多患者在住院治疗过程中会感到紧张,特别是看到周围的重病患者和死亡患者,会产生恐惧心理,怕疼痛、怕开刀、怕变残、怕死亡;同时,许多患者求愈心切,希望治疗能立竿见影。这样的心理和心态会削弱患者的主观能动性,使其机体免疫力降低。

二、高血压患者常见心理行为

高血压患者由于患病,会出现一些心理行为改变,主要包括以下情形:

(1)承认患病,并且能正确面对疾病,积极配合治疗,规范服药,定期随诊,逐步建立健康的生活方式。

(2)否认患病,不遵医嘱,或不规范服药、自行停药甚至放弃治疗,或工作、生活和学习不做任何适当的调整。

(3)承认患病,但是不能很好地调整生活、工作和学习以适应患病带来的身体健康状况和能力变化,导致患者角色与其他角色发生心理冲突。

(4)承认患病,但是由于担心疾病的后果和患病带来的不适,小病化大,导致过于依赖和自信心减弱,对承担家庭和社会角色感到力不从心和不安,甚至因为病痛感到悲观、失望、无助,从而焦虑、暴躁等。

三、高血压患者心理干预实用技术

对慢性病患者进行心理干预与心理护理,必须紧紧围绕慢性疾病病程长、见效慢、易反复等特点,调节患者情绪,变换患者心境,安慰鼓励患者,使之增强信心,调动患者主观能动性,使患者能够积极、顽强地与疾病做斗争。心理干预与心理护理应当与生理护理结合进行,做到身心积极效应互相促进。例如,高血压患者多出现头痛、头晕、心悸等症状,易引起不良情绪,家人及医护人员应当亲切安慰,并及时妥善处理。

1. 让患者了解高血压的基本知识

(1)血压与高血压:血液在血管内流动时对单位面积血管壁产生的侧压力,叫血压。

在未服用抗高血压药的情况下,非同日 3 次测量,收缩压≥140 mmHg 和/或舒张压≥90 mmHg,可诊断为高血压。建议 35 岁及以上成人每年至少检测一次血压,如出现头晕、头痛、眼花、耳鸣、失眠、心悸、气促、胸闷、睡眠打鼾、乏力、记忆力减退、肢体无力或麻痹、夜尿增多等症状,提示可能血压高。

(2)高血压的危害:血压持续升高使动脉壁承受较大的压力,胆固醇等物质会附着于血管壁内膜并侵入,发生动脉粥样硬化,使血管变狭窄。血压持续升高造成心、脑、肾、全身血管等重要器官的损害。严重时患者可发生脑卒中、心肌梗死、心力衰竭、肾功能衰竭、失明等临床并发症。通过采取健康生活方式以及合理用药,血压是可以控制在理想水平的。

(3)高血压的危险因素:原发性高血压是一种"生活方式疾病",环境基因交互作用中,遗传因素对高血压的影响明显低于环境因素(包括生活习惯)。高血压的主要危险因素包括高盐低钾膳食、超重和肥胖、过量饮酒、吸烟、精神紧张、身体活动不足等。精神状况会通过改变神经、免疫、内分泌系统以及行为模式,从而影响血压。

(4)正确使用降压药:很多高血压患者从医生、亲友、广告、传单等多种渠道收集了很多控制血压的方法,但是对于孰对孰错缺乏科学的判断,走了很多冤枉路。所以,医生要告知他们正确的降压药用药知识,包括药物种类、服用方法、副作用、自行减药停药的危险、非正规治疗的危害(强调个体化原则,不要跟风,不要滥用保健品)。

(5)高血压管理:每个人都是独一无二的,遇到同样的问题,解决问题的方法会因人而异,即便都采取积极的思维方式,也会有不同的角度。对于血压管理也同样,不同级别的高血压患者应该采取不同的管理模式,以达到最有效、最经济的效果。

患者应了解自己的病情处于哪个级别,应该如何管理,对照高血压患者的心血管危险因素和后果表(表 3-12),在医务人员的指导下,了解自己的病情所处的危险级别以及管理方法。

表 3-12　高血压患者的心血管危险因素和后果

心血管危险因素	靶器官损害	伴发临床疾病
高血压(1—3 级); 年龄男性>55 岁,女性>65 岁; 吸烟或被动吸烟; 糖耐量受损; 血脂异常; 早发心血管病家族史; 腹型肥胖或肥胖; 高同型半胱氨酸血症	左心室肥厚; 颈动脉超声 IMT≥0.9 mm 或者动脉粥样斑块; 估算的肾小球滤过率低或血清肌酐轻度升高; 微量白蛋白尿或白蛋白肌酐比≥30 mg/g	脑血管病; 心脏疾病; 肾脏疾病; 外周血管疾病; 视网膜病变; 糖尿病

2. 掌握自我监测的技能

(1)血压自测:学会自己测量血压,记录并发现血压波动,及时指导就诊,利于医生采取有效的治疗措施。

血压测量方法见第三章第一节。

(2)学会发现压力事件及其带来的身心反应:了解自己的病情和身体状况,及时发现压力性事件及其带来的躯体反应,及时调整;面对压力性事件,很多负性的反应是正常的,但是如果这些反应持续存在,会影响生活和健康,甚至出现躯体反应。就像人们处于紧张状态时,血压暂时升高是正常的,但是如果血压持续升高,就会带来很多害处。如血压控制不好,可能出现头疼、食欲不好、心慌、失眠等,从而产生怀疑、自暴自弃或愤怒的情绪,反过来影响血压控制。

同时,患者应了解,尽管高血压目前仍难以治愈,但绝大多数高血压患者的病情都可以得到有效控制,长寿的高血压患者比比皆是。所以,要勇敢面对病情,规范治疗,规范服药,调整行为,以期达到良好的控制水平。

3. 心理调节技能

人体就像一台非常复杂精妙的机器,很多因素影响着身体的健康,同样很多因素影响着我们的血压。其中一个重要因素就是情绪和心理状况,因此,我们要建立积极、正向的思维模式。

（1）身心的相互影响及压力事件的察觉:世界卫生组织（WHO）对健康的定义是,健康不仅是没有疾病,还包括躯体健康、心理健康、社会适应良好和道德健康。由此可知,健康不仅仅指躯体健康,还与心理健康、社会适应、道德品质等相互依存、相互促进、有机结合。当人体在这几个方面同时健全,才算得上真正的健康。做一个健康的人并不是一件容易的事,因为一个真正健康的人也就是一个全面发展的人。躯体健康和心理健康相互影响,对于高血压患者也是一样,见图3-3。

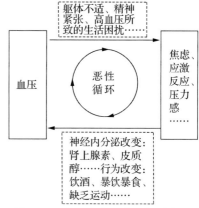

图3-3　心理和血压的互相影响

面对过高的血压或者其他一些不愉快的事情时,人们会出现各种躯体的或心理的反应,我们可以列举这些反应（图3-3）,并组织讨论还有哪些躯体/心理反应,绘制自己的压力性事件身心反应表（表3-13）。

表3-13　面对压力性事件常见的身心反应

躯体的		心理的	
• 头疼	• 食欲不好	• 负性思维	• 紧张/担心
• 胃疼	• 出汗	• 健忘	• 钻牛角尖
• 疲惫	• 背痛	• 伤心/哭泣	• 饮食失控（过多或过少）
• 耳鸣	• 心跳加速	• 不想做事情	• 易怒/生气
• 失眠		• 不愿社交	

当患者发现自己血压升高时,会出现哪些身心反应?医生可以让患者在表3-12中圈出,让他们认识到,每个人遇到压力性事件时都会出现各种身心反应。面对不开心的事情,人们往往会出现表中所列的一些躯体的、心理的反应,但是大家可以采用一些方法来应对这些反应,比如参加一些轻松愉快的朋友聚会、参加舞蹈等社会团队活动以及自行进行后文介绍的放松和冥想的技能练习等。

（2）负性自动思维的识别:保持心情愉快对血压控制十分重要。但是很多时候,坏情绪却不受大脑的控制,一触即发又挥之不去。这是因为有个叫作"负性自动思维"的东西在作怪。

负性自动思维指在特定情境下自动呈现在意识中的负面想法,常常不经逻辑推理突然出现,稍纵即逝。常见的负性自动思维有以下几种:

① 两极化:全有或者全无(也被称为两极化思维方式),它只支持"黑"与"白"两种状态,不允许"阴影"或者"灰色地带"的存在,即"非此即彼"的极端思维,只注意事物的两极,忽略中间阶段。这种思维方式影响正确客观的自我评价系统,使情绪波动于绝望、得意、愤怒、狂喜和恐惧之间,常常对突发事件导致的挫折缺乏一定的承受能力,如"除非我做到最好,否则,就是一个没用的人"。如此,除了自己达到极度的好,其他都自视为自己做得不好,认为自己失败,并自责与自卑。

② 命运预测:悲观地预测未来,事情变得越来越糟,总觉得将会有危险发生。如"我考试会不及格""我不能得到那个职位"。事情没有最坏,只有更坏,容易将自己遭遇的事情看成是最可怕的、无可救药的,由此陷入极端焦虑、紧张等不良情绪中,如"考不上大学,我就彻底完了"。

③ 过度谦逊:认为自己和他人做的积极事情相比微不足道,习惯性地忽略或否定自己的积极素质。如"那些都是很容易的,所以不算什么"。

④ 情绪推理:这是一种扭曲理性的思维,在这样的思维方式里,一味根据主观判断进行推理。常把一些无关的事情看得有意义,将糟糕的情绪当作事实来看待,并以此决定自己的行为。如"我感觉好像做错了什么,所以我肯定做了什么不正确的事情",将这种与自己本无关的事,和自己关联在一起,以为其似乎是冲着自己来的,显得抑郁或愤怒。

⑤ 贴消极标签:忽视实际情况,给自己、别人贴上全面而消极的标签。如"我的工作没有价值,我一钱不值""我是不受欢迎的人"。

⑥ 最大化/最小化:过分强调某些事物的重要性,用放大镜看待生活中的问题。小错误变成绝望的打击,小障碍变成无法跨越的壁垒。夸大消极面,缩小积极面,如"数学得优是因为我的运气好,语文刚及格说明我很笨。总之,我不是学习的料"。

⑦ 度人之心:以为自己能懂得别人的心思,将自己的推断当成事实,既不理会其他可能性,也不验证。如"我跟别人碰面,他没跟我打招呼,一定是他瞧不起我""他一定认为我是一个失败者"。

⑧ 以自我为中心:以为大家都会像自己一样想,以为自己看事物的方式就是他人看事物的方式,或坚持认为他人应该遵守与自己相同的价值标准与生活准则。如"我认为妇女应操持家务,所以我妻子应把家务活都包了"。

⑨ 假设=结论:不看事实,从假设出发直接得出结论。如"今天我上楼走了 13 个台阶,听说数字 13 不吉利,我今天要倒霉了"。

⑩ 以偏概全:由一件或几件事推断出一个全面的结论。如碰到了一个骗子,便认为天下到处都是骗子。

⑪ "应该"和"必须":抱有一些精确固定、刻板僵死的观念,用这些观念来约束自己和别人。如"我必须做一个成功的人""我应该赢得所有人的欣赏""别人必须公平地对待我"。

⑫ 不相信他人好的评价:不相信别人对自己的好的评价。如认为别人表扬自己是因

为别有所图,或者出于礼貌,或者是不了解自己。

让患者识别自己的负性自动思维。当压力性事件发生时,往往预示着负面的情绪,而大多数负面情绪是由负性自动思维带来的,这些负性思维是不知不觉地产生的,人们往往意识不到它们的存在。人们发现自己血压高了,产生的负性自动思维具体见表3-14。

表3-14　面对压力性事件产生的负性自动思维

压力性事件	负性自动思维	负面情绪
发现血压高了	我的高血压治不好; 我脑血管要爆了; 这些破药都没用	紧张; 愤怒; 焦虑

医生指导患者记录压力性事件,并记录出现该事件后自己在生活中的负性自动思维及负面情绪,并让他们知道,这些负性的想法和情绪是可以改善的,例如采取放松训练、运动减压等应对方法。

同时,医生指导患者记录自身心情和血压的相互影响(表3-15)。

表3-15　心理与生理的相互影响记录表

当心情不好时,血压/身体有哪些反应?
当血压升高时,有哪些情绪变化?

(3)建立积极信念:血压可以通过科学的方法控制,负性的思维也是可以被发现、被矫正的。可以结合前面列举的负性思维背后的不合理信念,建立积极的情绪和观念。医生可以组织患者共同讨论,完善积极情绪和观念表。

结合之前的负性自动思维举例,请大家讨论如何用积极的观念看待压力性事件,还有哪些可能的积极的想法,在这样的想法下会出现什么样的情绪和行为(表3-16)。

表3-16　面对压力性事件的接受性反应

压力性事件	积极的想法	情绪、行为
发现血压高了	血压波动是正常的; 此前血压也很高但是控制住了; 我能够通过科学的方法控制血压; ……	平静; 休息一会儿再测一次; 做做放松训练; ……

(4)寻找社会资源:健康生活方式的一大支柱是心理平衡,良好的心情对健康非常重要,可组织患者讨论适合自己的保持心情愉快的方法(表3-17)。

表 3-17　保持心情愉快的方法

1. 保持宽容、接纳的心境：

　　保持宽容、接纳的心态，顺其自然，遇事不逞强，不拿自己的尺子去衡量别人，也不拿别人的尺子衡量自己……

2. 培养业余爱好：

　　唱歌、跳舞、打牌、看书、种菜、养宠物、听音乐、聚会……

3. 获得社会支持：

　　有可以谈心的亲友，能够获得社区信息（如知道去哪里看病、娱乐，哪里有老年大学）、归属感（属于一个集体，如合唱团体、舞蹈队、健身气功团体、书画学习小组等）、价值感（如承担一些家务，做志愿者）……

4. 合理运动，进行放松训练等。

5. ……

　　社会资源对身心健康非常重要，每个人都可以挖掘出很多社会资源，如有共同业余爱好、能够谈心的朋友，加入一个小团体或者是参加一些固定的事务（如唱歌、跳舞），做志愿者等等，这些都是社会资源。结合之前分享的压力性事件，指出每个人都会遇到压力性事件，面对同样的遭遇，有的人会一蹶不振，而有的人能较好地应对，后者往往具有更丰富的社会资源，比如知道可以向谁倾诉，找谁可以获得帮助，有什么其他的事情可以做以克服当前的困难。

　　让大家学会寻找自己的社会支持（表 3-18）。

表 3-18　寻找自己的社会支持

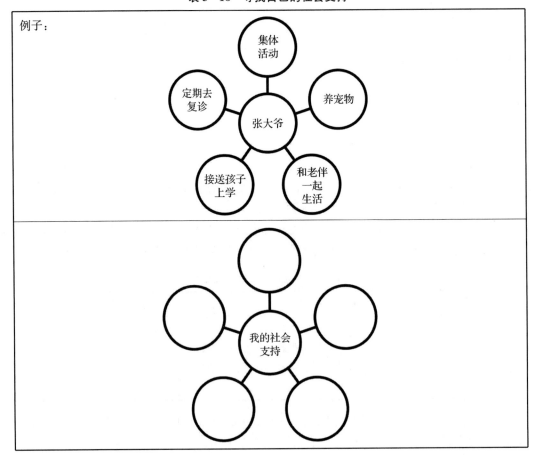

（5）学会放松：这里主要介绍三个放松练习的方法：腹式呼吸、肌肉放松、冥想。目的是邀请患者跟着练习，体会一种放松的感觉。做这些练习时，患者将一面聆听音乐，一面按着提示，学习和体验一些放松的方法。患者尽量地让自己的身体和心情放松，体验非常舒适的感受，可以穿着宽松的衣服，松掉皮带，拿掉眼镜等。

引导语和方法见附件 3-1。

4. 生活方式干预与血压控制

（1）健康运动：身体运动是维护和促进身体健康、心理健康的好方法。参照《慢性病患者自我管理实践：高血压》的健康运动部分，核心要点包括：① 贵在坚持。养成多活动、勤锻炼的习惯，健康才能持久受益。② 多动更好。适度多活动使健康得到更多的维护，多种慢性疾病的患病风险进一步降低。③ 适度运动、量力而行。各人体质不同，同样的速度，有人吃力，有人嫌慢。找到适合自己的活动强度和活动量，锻炼会更安全有效。一份合理的运动计划要包括运动的 3 个阶段（热身阶段、有氧运动阶段、整理放松阶段），达到 3 个目标（柔韧性、力量、耐力）。

可以根据自身特点，选择瑜伽、太极、八段锦、五禽戏、六字诀等，或其中的几个动作，关键是贵在坚持。

（2）合理膳食：参照《慢性病患者自我管理实践：高血压》的合理膳食部分，核心知识包括：限制钠盐摄入，每人每日摄盐量不要超过 5 g，减少烹饪中盐的用量，了解身边的"隐形盐"，学会查找食物营养成分标签的钠含量。限制总能量，尤其是控制摄入油脂的类型和量。营养均衡。多吃新鲜蔬菜、水果、豆类食物、海产品、薯类、瘦肉、蛋类、奶类，在主食的选择上多摄入土豆、玉米、南瓜和糙米等。高血压患者最应该放弃的食物有酒、浓茶、方便面、辛辣食品、肥肉、油炸食品、腌制或酱制的食品。

（3）养成良好的生活习惯：鼓励患者在生活中体验"当下"，指出生活中的一点一滴都是体验"当下"的最佳时机，生活中的一点一滴都是构筑健康的砖砖瓦瓦，这些需要良好的生活习惯来维护，接着告诉患者高血压患者需要养成的良好的生活习惯。

参照《慢性病患者自我管理实践：高血压》的良好生活习惯部分进行。核心知识包括：吸烟可造成全身各个系统的损害；戒烟中出现不适症状是很正常的现象，多在戒烟 1—2 周后消失。减重的基本原则是不要把目标定得过高；不要梦想靠单一的节食来减重；仍然坚持吃各种正常食物，但需减少食物的量，一天至少吃三餐。养成良好的生活习惯，包括定期进行家庭血压测量、合理膳食、健康运动、控制体重、缓解紧张和释放压力、科学用药。

（4）沟通技能：良好的生活习惯有益于健康，同时良好的讲话习惯有益于交流。学习沟通、交流的技巧，提高处理问题的能力。参照《慢性病患者自我管理实践：高血压》的心理平衡部分进行。

附件 3-1

常用的放松练习（放松训练指导语）

常用的放松练习主要包括三部分：腹式呼吸、肌肉放松、冥想。今天，我将邀请你体验一种放松的感觉，你将一面聆听音乐，一面按照我的提示，做一些放松的练习。请你尽量地让自己感到非常舒适，可以松松你的皮带，拿掉你的眼镜。

首先是腹式呼吸：

轻轻闭上眼睛，深深吸一口气，屏住呼吸，慢慢地呼气，吸气——屏气——呼气。吸气时胸腔充分扩张，膈肌下降使腹部隆起，呼气时腹部凹陷。平静而有节律地呼吸。吸气——呼气——吸气——呼气——

接下来是肌肉放松：

请试着皱紧眉头，我们焦虑的时候就是这样，慢慢舒展眉头肌肉，眉头肌肉放松，体会眉头放松的感觉。

请试着皱起鼻子，并保持，鼻部肌肉放松。

请紧咬牙关，我们生气、愤怒的时候就是这样，放松牙关，放松脸部肌肉。

现在，头朝后仰，后颈部感觉发热，保持 10 s 后放松。然后头倒向右边，努力使头触及右肩，保持 10 s 后放松。然后，头倒向左肩，保持 10 s 后放松。完全放松颈部，放松后微热和舒适感传遍颈部。

现在，放松肩部肌肉，向上耸肩，尽量触及耳朵，保持 10 s 后放松，重复一次。双肩往背后扩，双肩尽量合拢以紧张上背肌肉群，保持 10 s 后放松。双肩向前并拢，保持这个姿势 10 s 后放松，呼吸变得轻松而深沉。

请双手握拳，弯放在腰间，用力握紧保持 10 s，放松。再次握紧，放松。请双臂屈曲，收紧肱二头肌，保持 10 s 后放松，重复一次。双臂伸直收紧肱三头肌，保持 10 s 后放松，重复一次。

收紧腹部肌肉，保持 10 s 后放松，重复一次。

收紧臀部的两组肌肉群，保持紧张 10 s 后放松。

收紧大腿肌肉，就像两个膝盖紧紧夹住一个硬币一样，保持 10 s 后放松。

尽力绷脚尖，以收紧小腿肌肉，保持 10 s 后放松。

用力抬起脚尖，保持 10 s 后放松。

体会流入全身的放松感，与此同时平静地呼吸。

从头到尾再来一次。

接下来是冥想：

想象自己躺在海边的沙滩上。沙子细细的、软软的。傍晚的海边很安静，远处的天空渐渐暗了，淡淡的红霞让你在清凉中感到几分温暖。我听到海浪在有节奏地拍打着岸边，我的呼吸随着潮涨潮落一吸——一呼——一吸——一呼——，潮水带走了所有的烦恼和疲劳。身下的沙滩是那样柔软，我的双手双脚向四方摊开，把自己的重量完全交给了沙滩，感觉身体很轻很轻。海风轻轻地吹着，柔柔地拂过我的脸颊，掠过我的双耳，吹动我的头发，空气中夹着潮湿的咸味，偶尔听到海鸥在鸣叫，一两声、两三声，时远时近，若即若离。我的全身非常舒服，非常轻松。我已经很久很久没有这样舒适了，呼吸在放慢，越来越慢，越来越深，越来越沉。我什么都不愿去想，只愿这样沉沉地睡去。

第五节　高血压患者自我管理效果评估
数据处理相关方法介绍

　　从自我管理项目设计的角度来说,效果评价至少需要比较干预前后的评估指标,有条件的情况下,可以设置对照组,这样可以使效果评估的结果更为可信。统计软件的选择方面,推荐使用 SPSS,一般的统计方法如果可以使用 SPSS 软件实现,绝大多数也可以通过使用 Stata、SAS 和 R 来实现。下面将介绍几种常见的数据处理方法。

一、配对样本 T 检验、秩和检验和卡方检验

　　这几种方法仅可以用于未设置对照组的研究设计。其中,配对样本 T 检验和秩和检验的假设检验是:不同研究对象在干预前后的测量值差值(或差值的中位数)是否等于 0。如果等于 0,则认为干预前后的效应值差异有统计学意义,反之则没有统计学意义。配对样本卡方检验的做法是:将干预前后的效应结果列成四格表,总的对子数为实际参与项目的人数(见表 3 - 19)。举例来说,如果想比较干预前后血压是否控制在正常范围内。其中,a 表示干预前后血压均控制在正常范围内的调查对象个数(不体现干预效果);b 表示干预前血压没有控制在正常范围内,而干预后血压控制在正常范围内的调查对象个数(达到预期的干预效果);c 表示干预前血压控制在正常范围内,而干预后血压没有控制在正常范围内的调查对象个数(跟预期效果相反,干预不佳);d 表示干预前后血压均未控制在正常范围内的调查对象个数(不体现干预效果)。上述分析方法均可以通过 SPSS 软件实现。配对样本 T 检验、秩和检验和卡方检验的缺点在于均未考虑时间因素和混杂因素对结果的影响。

表 3 - 19　配对样本四格表卡方检验

		干预前血压	
		正常	异常
干预后血压	正常	a	b
	异常	c	d

二、重复测量资料的方差分析

　　这种方法主要适用于未设置对照组的研究设计。重复测量资料的方差分析又包括单因素重复测量数据的方差分析和两因素重复测量数据的方差分析(可用于有对照的研究设计)。前者的实例如比较调查对象干预前、干预 3 个月后和干预 6 个月后的血压变化;后者的实例如比较干预组和对照组的调查对象干预前、干预 3 个月后和干预 6 个月后的血压变化。应用的重复测量数据应满足以下条件:一是效应变量之间存在相关性;二是效应变量的均数服从多元正态分布(仅适用于连续性分布资料);三是对于自变量的各取值水平组合而言,效应变量的方差协方差阵相等(满足球形假设)。实际分析中,如果使用 SPSS 进行统计分析,可以通过选择多种不同倾向的检验校正做出结果判断。重复测量

资料的方差分析的缺点是仅能用于连续性效应值的分析,不能分析二分类变量和等级变量。

三、双重差分法(differences-in-differences,DID)

在研究设计阶段,我们会尽量匹配干预组和对照组的被调查对象。然而,在实际的干预过程中,干预组和对照组的某些特征总是会存在一定的差异。双重差分法分析干预效果的优势在于,可以通过建模以及协方差分析来有效控制研究对象在干预活动开始前的差异,将真正结果有效分离出来,进一步消除混杂因素的影响。此外,双重差分法还可以得到干预效果的定量结果,弥补了单纯统计检验仅能得到定性结果的不足。双重差分法以前经常用于经济学领域,近些年也常用于医学领域。双重差分法在 Stata 软件和 R 语言中均可实现,一般用于连续性效应值的分析。

四、广义估计方程

广义估计方程的应用范围较宽,适用于多种类型的反应变量,如定量变量、二分类变量、等级变量等。与双重差分法一样,广义估计方程也可以得到干预效果的定量结果。此外,模型允许资料中存在缺失值,或个别观察单位重复测量次数不完全相同等情况。与其他分析方法相比,可以避免因部分变量缺失导致分析时仅存在单变量缺失的整条记录被删除。广义估计方程可以通过 SPSS 软件实现,也可以纳入协变量进行分析,减少混杂因素的干扰,具体操作步骤可以参考相关文献。

第六节 高血压患者自我管理基线调查和效果评估

基线调查建议包含如下内容:一般基本信息、高血压防治知识、生活方式(包括吸烟、饮酒、饮食、身体活动等)、生命质量量表、体测(身高、体重、腰围和血压等)和实验室检查等。

评估调查建议包含如下内容:基线调查中除一般基本信息以外的所有内容,以及满意度评价(包括形式、内容、时间安排和参加次数等)。

一、一般基本信息

一般基本信息包括性别、年龄、文化程度、职业、婚姻状态、收入水平等。

二、高血压防治知识

内容可参考《中国高血压防治指南(2018 修订版)》(尤其是关于盐的摄入问题)等。

三、生活方式

我国每隔一定时间都会在全国范围内开展慢性病及其危险因素监测的工作。因此,生活方式的评估问题,建议参照慢性病及其危险因素监测的内容。

1. 吸烟

吸烟情况又分为主动吸烟和被动吸烟。主动吸烟状况至少要分四类:每天吸烟、偶尔吸烟、已戒烟和从不吸烟。如果需要进一步明确吸烟状况,需要再询问吸烟的频率

（支/d、支/周）。戒烟情况,可以进一步询问戒烟时间。至于烟的种类,一般只问机制卷烟的使用情况,考虑到现阶段电子烟也很常见,可以考虑加入电子烟的选项。

被动吸烟情况,主要询问接触频率,包括在家和在工作场所的接触情况。

2. 饮酒

饮酒情况一般询问过去 12 个月的饮用频率。在分析饮酒频率的研究中,有两个重要的概念:危险饮酒和有害饮酒。危险饮酒指男性饮酒者日均酒精摄入量≥41 g 并且＜61 g 的饮酒行为,女性饮酒者日均酒精摄入量≥21 g 并且＜41 g 的饮酒行为。有害饮酒指男性饮酒者日均酒精摄入量≥61 g 的饮酒行为,女性饮酒者日均酒精摄入量≥41 g 的饮酒行为。后期分析数据的过程中,酒精的摄入量需要将不同类酒的饮用量折算成酒精的量。慢性病危险因素监测中,高度白酒的酒精按 52% 计算,低度白酒该折算系数为38%,啤酒为 4%,黄酒、糯米酒为 18%,葡萄酒为 10%。如果考虑问卷调查的便捷性,可以将某种饮酒情况折算成不同酒类的量来询问调查对象。举例来说,如果仅需要得到有害饮酒的频率,具体可询问调查对象一次喝酒超过 150 g 高度白酒,或 200 g 低度白酒,或3 瓶半啤酒,或 6 个易拉罐啤酒,或 450 g 黄酒/米酒,或 900 g 葡萄酒,或 1 750 g 青稞酒的频率。

3. 饮食情况

膳食调查中,最常用也是最便捷的饮食评价方法是食物频率法,一般询问过去一年不同食物的食用频率,根据干预时间的不同,也可以做相应的调整。有条件或者有特殊需求的调查,可以采用称重法评估调查对象的饮食情况。

膳食调查中,推荐以下两个指标作为评价标准:

（1）日均蔬菜水果摄入不足:日均蔬菜和水果摄入量＜400 g（WTO 推荐≥400 g）。

（2）红肉摄入过多:猪、牛、羊肉等红肉类食物日平均摄入量按生重计≥100 g（WTO推荐小于 100 g）。

4. 身体活动

身体活动按活动场景可分为工作、农业及家务性身体活动,交通性身体活动,娱乐活动和锻炼。按照运动强度,身体活动又可分为低强度体力活动、中等强度体力活动和高强度体力活动。每个问题可进一步细问活动频率和每周活动累计的时间。中、高等强度的体力活动的分类标准有很多,考虑到问卷调查的便利性,这里推荐对各类强度的身体活动做简单描述和举例。中等强度的身体活动为要求付出的体力中等或者引起呼吸或心率轻度增加的活动,例如洗衣服、打扫卫生等。高强度的身体活动为要求付出的体力很多或者能够引起呼吸或心率显著增加的活动,例如搬运重物、挖掘等。根据 WHO 和中国居民膳食指南,推荐成年人每周进行 150—300 min 中、高强度的身体活动。进行效果评估时,可将身体活动水平分为三类进行分析:活跃、中等和不足。因此,在推荐标准范围内的身体活动可定义为中等,超过和低于推荐标准的身体活动则分别定义为活跃和不足。如果想要进一步细分,还可以高强度的身体活动时间折算成中等强度身体活动时间（中等强度身体活动时间＝高强度身体活动时间×2）,再进行比较。

如果考虑身体活动的连贯性和长期性,需要同时考虑每次运动的时间和每周活动的次数。建议采用代谢当量（metabolic equivalents,METs）为不同身体活动赋值:中等强度的身体活动代谢当量均为 4 METs,高强度身体活动代谢当量为 8 METs。1 周内不同类型身体活动量＝1周内活动天数×每天活动时间(min)×相应代谢当量(METs)。在此基础上,可重新定义不同水平的身体活动:

活跃:① 1周内高强度身体活动至少3 d,且总身体活动量达1 500 METs·min;或者② 1周内步行和/或中等强度身体活动和/或高强度身体活动达7 d及以上,且总身体活动量达3 000 METs·min。

中等:① 1周内高强度身体活动至少3 d,且每次至少20 min;或者② 1周内中等强度活动和/或步行至少5 d,且每次至少30 min;或者③ 1周内步行和/或中等强度身体活动和/或高强度身体活动达5 d及以上,且总身体活动量达1 500 METs·min。

不足:① 未报告任何身体活动,或者② 所报告身体活动不足以满足活跃或中等的标准。

四、生命质量量表

生命质量量表由美国波士顿健康研究所研发,主要用于普通人群的生存质量测定、临床试验效果评价以及卫生政策评估等领域。在不断的发展过程中,生命质量量表出现了多个版本,其中使用最多的是SF-36。在SF-36的基础上产生的SF-12v2量表仅含12条目,减轻了调查的负担,因此本书重点推荐该量表作为评价调查对象生命质量的工具。

SF-12v2一共有12个条目,包含8个维度,分别为生理功能、生理职能、身体疼痛、一般健康、精力、社会功能、情感职能和精神健康。根据一般人群常模,上述8个维度又可以汇总成2个维度:生理总评分(physical component summary,PCS)和心理总评分(mental component summary,MCS)。国内的研究表明,SF-12v2具有良好的信度(两个分半量表的Spearman-Brown分半信度为0.873)和效度(Cronbach's α系数为0.876)。与SF-36相比,SF-12条目减少,各个维度分数精确性下降,因此推荐计算总分或者仅计算生理总评分和心理总评分,不推荐计算和分析8个维度的分数。SF-12v2的计分规则、各个维度评分的计算,详情参见John E. Ware撰写的手册。

五、体测

体测主要包括测量身高、体重、腰围和血压等。身高和体重用于计算体质指数,腰围用于判断中心性肥胖。体重指数的计算方法为体重(kg)除以身高(m)的平方。体重指数<18.5 kg/m² 为体重过低,体重指数为18.5—23.9 kg/m² 为正常,体重指数为24—27.9 kg/m² 为超重,体重指数≥28 kg/m² 为肥胖。中心肥胖的判定标准为:男性腰围≥90 cm,女性腰围≥85 cm。有条件的地区可以测量体脂率。

血压变化是评价高血压干预的最重要、最直观的指标,血压的评价既可以考虑作为连续性资料(评价干预前后血压值的差异),又可以作为分类变量(评价干预前后血压控制率的差异)来进行统计分析。血压控制达标是指收缩压<140 mmHg和舒张压<90 mmHg,即收缩压和舒张压同时达标。

血压达标评估方法可分为时点达标和时期达标两种:

(1) 时点达标:指高血压患者最近一次血压控制在140/90 mmHg以下。

(2) 时期达标:指选定时期(一般选用1年)不同时段测量的血压值,同一患者70%以上血压值控制在140/90 mmHg以下。

六、实验室检查

高血压与心血管疾病密切相关,因此在这里重点推荐高血压患者心血管风险评估的实验室检查指标。

1. 心血管病的危险因素

血脂异常:总胆固醇≥5.7 mmol/L(220 mg/dL),或低密度脂蛋白胆固醇>3.3 mmol/L(130 mg/dL),或高密度脂蛋白胆固醇<1.0 mmol/L(40 mg/dL)。

2. 靶器官损害

左心室肥厚:心电图、超声心动图(LVMI),或 X 线。

动脉壁增厚:颈动脉超声 IMT≥0.9 mm,或动脉粥样硬化性斑块。

血清肌酐轻度升高:男性 115—133 μmol/L(1.3—1.5 mg/dL),女性 107—124 μmol/L(1.2—1.4 mg/dL)。

微量白蛋白尿:尿白蛋白 30—300 mg/24 h,白蛋白肌酐比男性≥22 mg/g(2.5 mg/mmol),女性≥31 mg/g(3.5 mg/mmol)。

肾功能受损:血肌酐男性>133 μmol/L(1.5 mg/dL),女性<124 μmol/L(1.4 mg/dL)。

蛋白尿:尿白蛋白>300 mg/24 h。

3. 合并其他疾病

糖尿病:空腹血糖≥7.0 mmol/L(126 mg/dL),或餐后血糖≥11.1 mmol/L(200 mg/dL),或糖化血红蛋白≥6.5 mmol/L。

七、满意度评价

满意度评价包括自我管理的形式、内容、时间安排和参加次数等。干预性研究最大的难题在于控制失访,建议满意度评价不仅要包括定量调查,还要做定性访谈。定性访谈可以围绕三个问题开展:自我管理小组活动的现状,自我管理小组活动最需要解决的问题,以及关于如何做好自我管理小组活动的建议。

(潘晓群、林萍、万亚男、姜碧佳)

下　　篇
高血压社区自我管理小组活动指导

第四章 慢性病自我管理介绍

一、慢性病自我管理相关理论

慢性病自我管理模式起源于 20 世纪五六十年代的美国,强调患者在慢性病管理中的作用。在卫生保健专业人员的协助下,患者要自己承担起一定的预防性和治疗性保健任务,进行慢性病自我管理,解决传统医疗保健服务在慢性病管理中作用有限且费用高等问题。慢性病患者自我管理模式最先应用于哮喘,美国斯坦福大学在实践中发展了高血压、糖尿病等多种慢性病自我管理课程,目前在中国等多个国家和地区得到广泛的应用。

1. 慢性病自我管理定义

慢性病自我管理是指通过系列健康教育课程教给病人自我管理所需的知识、技能以及和医生交流的技巧,帮助慢性病人得到医生更有效的支持,并在此基础上主要依靠自己解决慢性病给日常生活带来的各种躯体和情绪方面的问题。

2. 自我管理的任务

(1) 医疗或行为管理:照顾好自己的身体,改变膳食不合理、身体活动不足、吸烟等影响健康的高危行为,定期进行医学检查,患病时遵医嘱定期服药等。

(2) 情绪管理:管理好疾病带来的各种情绪,妥善处理情绪的变化,如抑郁、焦虑以及恐惧等。

(3) 角色管理:履行好自己的责任和义务,完成日常活动,正常参加工作、与家人朋友相处等。

3. 自我管理的五项核心技能

(1) 解决问题的技能:在管理疾病的过程中,患者能够认识自身问题所在,能与他人一起找到解决问题的方法,采用适合自己的方法积极尝试解决自身问题并能够帮助他人,并评估用该方法是否有效。

(2) 做决策的技能:学会与医护人员一起制订适合自己的、切实可行的目标、措施和行动计划。

(3) 获取和利用资源的技能:知道如何从医疗机构或社区卫生服务机构、图书馆、互联网、家人、朋友等渠道,获取有利于自我管理的支持和帮助。

(4) 与卫生服务提供者建立伙伴关系:学会与卫生服务提供者交流沟通、相互理解和尊重、加强联系,最终建立起伙伴关系,共同管理疾病。

(5) 采取行动的技能:学习如何改变个人的行为,制订行动计划并付诸实施,确保对行动的信心和决心,对采取的行动进行评估,完善自己的行动计划使之更易于实施。

4. 慢性病自我管理的六大原则

(1) 了解自己的健康状况。

(2) 积极地与医护人员规划健康生活。

（3）按照拟定的计划进行。

（4）关注并处理相关症状。

（5）正确面对慢性病给身心和社交带来的影响。

（6）实现并保持健康的生活习惯。

二、自我管理小组活动的组织实施

1. 活动对象和人数

参与自我管理小组活动的成员为社区内的高血压患者，能够独立与人交流，参与小组活动时有较高的依从性。每个自我管理小组以 12—15 人为宜。

2. 活动内容和形式

活动内容主要包括帮助高血压患者掌握自我管理相关知识与技能，如学习血压测量和体重控制方法，掌握合理膳食和运动锻炼技能，学会制定行动计划、解决问题和与医生沟通等能力。

活动形式突出"组员参与"和"自我管理"的互动式方式。组员在组长的带领下按照课程设计完成每节课的内容和活动，每次活动由 1 名组长和 1 名副组长带领，组长、副组长需要接受系统培训。每次活动包括知识学习、技能练习、经验分享、制定计划和解决问题环节，参与者通过不断学习，提高自我健康管理水平。

3. 课时和频次

高血压社区自我管理小组活动共分为 10 次，每次活动时长为 60—90 min。为保证小组成员参与活动的积极性和出勤率，小组活动应根据当地居民活动安排等具体特点，每周或每两周开展一次。

4. 相关人员的职责

（1）自我管理小组组长：每个小组设置 1 名组长、1 名副组长，组长为社区医生，副组长为高血压患者。组长组织开展小组活动之前要参加自我管理小组长培训，经培训、试讲和考核合格后带领组员开展小组活动。组长须履行以下职责：

① 每次活动前充分准备，熟悉课程内容。

② 每次活动开始前做好考勤，并张贴教学日程安排，活动后做好记录（参考记录表见表 4‑1）。

③ 记住每次活动时都应带头从自己开始，给组员起榜样作用，特别是在制订行动计划和反馈执行结果时。

④ 鼓励组员积极参与小组活动，尊重每一位组员，不对组员及其言行进行评论。

⑤ 鼓励组员自行检查其学习效果和经验，并与其他组员交流。

⑥ 让每一个参与者在每一课学习过程中都制定一个行动计划，并进行计划执行后的反馈。

⑦ 按照每节课的活动步骤依次进行，不要在活动中加入其他内容，同时把控时间进度，在计划时间内完成课程。

⑧ 积极保持与小组内组员的交流和沟通。

（2）自我管理小组组员职责：

① 按时出席每次活动，每次课前签到（参考签到表见表 4‑2）。

表 4-1　高血压患者自我管理小组活动记录表

（　　市　　区）第（　　）小组（　　）次活动

小组长基本信息：

姓名：　　　　　单位：　　　　　性别：　　　　　年龄：

姓名：　　　　　单位：　　　　　性别：　　　　　年龄：

活动日期：　年　月　日		活动地点：
应出勤人数：　　人	实际出勤人数：　　人	出勤率：　　%
活动内容介绍： 		
活动的效果（包括小组组长授课情况、小组组员参与程度、对高血压自我管理相关知识和技能的掌握程度等）： 		
活动中遇到的问题及反馈意见： 		

表 4-2　高血压自我管理小组活动签到表

（　　市　　区）第（　　）小组

编码	姓名	性别	出生年月	职业	居住地址	联系电话	出勤情况（出勤打钩，缺勤注明原因）									
							第1次	第2次	第3次	第4次	第5次	第6次	第7次	第8次	第9次	第10次

② 积极参与小组活动,活动中遇到不理解的地方随时提问。

③ 认真实施每次活动制定的行动计划并积极反馈。

④ 对活动中介绍的新的技能至少应尝试 2 周。

⑤ 积极同小组长和小组成员保持沟通和交流。

5. 活动的效果评估

活动前、活动后、活动后 3 个月或 6 个月对参与活动的高血压患者进行评估调查,内容可包括基本情况、高血压自我管理知识知晓情况和自我管理相关行为、自我效能和生存质量、卫生服务利用、血压、空腹血糖等。评估活动效果,以便发现存在的问题,进一步改进活动内容和形式。

6. 活动课程使用说明

本书为高血压高危人群和患者自我管理小组活动课程共设计了 10 次活动,供自我管理小组长使用。

（张永青）

第五章　高血压自我管理第 1 次小组活动

目的

- 介绍组员相互认识
- 向组员介绍自我管理内涵
- 学习和实践血压的测量方法
- 学习八段锦预备式和第一式
- 学习制定行动计划

目标

在这次活动结束时,每位组员应该能够:

- 相互认识并结伴
- 了解健康自我管理内涵
- 学会家庭测血压和记录的方法
- 学会八段锦预备式和第一式
- 学会制定行动计划

准备

- 姓名卡(可重复使用,每周都要用到)、签到表、活动记录表
- 图 5-1、图 5-2、图 5-3、表 5-1、表 5-2、表 5-3、表 5-4
- 黑板/白板、水笔、粉笔、笔擦
- 白纸、适量铅笔、纸巾
- 血压计(每 2 人一台)、血压记录表(每人一张)
- 电脑、屏幕、音响、八段锦视频/音频

活动安排(在活动前张贴此活动安排)

- 活动 1:自我介绍,了解健康自我管理(15 min)
- 活动 2:健康结伴行(5 min)
- 活动 3:学习与实践血压测量方法(30 min)
- 活动 4:学习八段锦预备式和第一式(20 min)
- 活动 5:介绍/制定行动计划(15 min)
- 活动 6:总结(5 min)

活动 1：自我介绍，了解健康自我管理(15 min)

1. 分发姓名卡，安排座位

组长提前打印好姓名卡，字号要够大，让全部组员都看得到。组员呈半圆形围坐，两位组长站在前面组织活动。

2. 组长开场白

组长："各位朋友大家好，欢迎参加高血压自我管理小组活动。我是组长×××，来自××医院的×医生/护士。我旁边这位是副组长×××。未来几个月我们将担任这个活动小组的正、副组长，和大家共同学习高血压自我管理相关知识和技能，学会主动进行血压干预和自我保健来控制好自己的血压，改善健康状况，提高生活质量。现在我们大家来互相认识一下。"组长请组员轮流介绍自己，由于时间有限，请每位组员介绍时简单扼要，介绍的内容包括：① 你的名字或别人对你的习惯称呼。② 高血压患病年限、血压控制情况。③ 参加自我管理小组活动期望的收获。

3. 副组长自我介绍示范

副组长："我是×××，患高血压 3 年，目前血压基本控制在 130/80 mmHg 左右，希望通过参加自我管理小组活动，学会通过规律运动来控制血压。"

副组长介绍时，组长将副组长的称呼和期望的收获写在黑板/白板上。

4. 组员轮流介绍，副组长进行记录

副组长自我介绍示范结束后组员依次进行自我介绍。第一位讲完后按照顺时针或逆时针方向顺序继续。同时副组长把组员所期望的收获记录下来，重复的在旁边画上记号（例如画"正"字）以便统计重复的次数。

5. 集体讨论

健康靠谁来管理？高血压患者怎么进行健康管理？

组长："刚才大家都介绍了自己和期望通过活动能有哪些收获，而高血压自我管理小组活动的目的就是帮助大家学习和掌握健康管理的知识和技能，如果坚持参加一定会有收获。首先大家进行一次集体讨论，集体讨论就是我们提出一个问题，大家思考后积极发言，在以后几次活动中我们会经常组织大家进行集体讨论。下面大家一起来思考一下，回答下面两个问题：健康靠谁来管理？高血压患者怎么进行健康管理？"

组员交流，副组长记录大家讨论的内容。组长结合大家讨论的结果，总结健康自我管理定义、任务和要求，(结合图 5 - 1、图 5 - 2，见 P129、P130)进行总结归纳：

(1) 健康自我管理定义：健康自我管理就是通过系列的小组活动，学习和掌握维护健康和慢性病防治必要的技能，在卫生专业人员的协助下，自己学会照顾好自己的健康，自己承担起主要的预防性和治疗性保健任务来提高生活质量，延长健康寿命。

(2) 自我管理的任务包括：① 疾病管理。照顾好自己的身体，改变膳食不合理、身体活动不足、吸烟等影响健康的高危行为，定期进行医学检查，患病时遵医嘱定期服药等。② 情绪管理。处理和应对疾病带来的各种情绪，妥善处理情绪的变化，如抑郁、焦虑以及恐惧等。③ 角色管理。建立和保持在社会、工作、家庭和朋友中的新角色，履行好自己的责任和义务，完成日常活动，正常参加工作、与家人朋友相处等。

(3) 高血压自我管理的要求包括：① 树立健康观念。对自己健康负责和树立高血压可防可控的信心。② 了解高血压相关知识。高血压的分类标准、高血压的危险因素、高血压的危害、心血管风险分层方法及治疗原则、高血压的药物治疗和非药物治疗方法等。③ 掌握自我管理技能。制定行动计划、解决问题、家庭血压测量方法和注意事项、合理膳食、健康运动及注意事项、正确使用高血压药物、情绪管理、沟通交流、戒烟限酒、养成良好生活习惯、改善睡眠、获取健康相关知识等。

6. 副组长介绍课程和组员的任务

副组长："高血压自我管理小组将通过 10 次互动参与式活动,学习上述高血压自我管理知识和技能。课程安排如下。"副组长介绍高血压自我管理小组活动内容(表 5-1)。

表 5-1　高血压自我管理小组活动内容

活动	主要内容
第 1 次	了解健康自我管理、学习血压测量和八段锦、制定行动计划
第 2 次	反馈/解决问题、了解高血压基本知识、学习八段锦、制定行动计划
第 3 次	反馈/解决问题、掌握高血压患者饮食管理、学习八段锦、制定行动计划
第 4 次	反馈/解决问题、掌握高血压患者运动管理、学习八段锦、制定行动计划
第 5 次	反馈/解决问题、掌握高血压患者药物管理、学习八段锦、制定行动计划
第 6 次	反馈/解决问题、了解高血压患者情绪管理、学习八段锦、制定行动计划
第 7 次	反馈/解决问题、熟悉高血压患者并发症的防控、学习八段锦、制定行动计划
第 8 次	反馈/解决问题、了解控烟限酒和体重管理、学习八段锦、制定行动计划
第 9 次	反馈/解决问题、看懂高血压相关化验单、复习八段锦、制定行动计划
第 10 次	反馈/解决问题、熟悉高血压的综合控制管理、学会与医生配合、巩固所学

副组长："在自我管理小组活动中,我们要准备为自己的健康承担一定的责任,因此组员应该承担以下任务。"副组长介绍组员任务(表 5-2)。

表 5-2　组员的任务

1. 按时参加每次活动,不缺席。
2. 尊重他人及他们的意见(避免太详细地讲述或打断别人说话,让每个人都有发言机会,可有不同意见但须互相尊重)。
3. 保守秘密(在小组中分享的个人信息,例如组员患有什么疾病,在未经该组员同意前,不要对小组以外的人透露)。
4. 对一项新的活动内容至少应尝试 2 周的时间(给自己充足的时间决定哪一种方法最合适自己)。
5. 制定并完成一周行动计划(在本课的后面部分会更详细地讨论)。
6. 每周跟伙伴联系(需要在小组内找个伙伴,互相提醒、相互鼓励完成一周行动计划)。

副组长："以后几次活动中,我们会讨论你们希望达到的目标,并结合每次活动所学的内容与大家一起制定每周的行动计划。"

活动 2：健康结伴行(5 min)

1. 组长介绍

组长："健康自我管理缺乏监督就难以持续,为了有效巩固讲授的知识技能,促使各位组员在制定计划后能够持续实施,我们开展'健康结伴行',便于大家相互学习、相互督促,共同执行计划,达成我们的期望。首先我想询问大家在这个活动小组中有没有特别熟悉和愿意结伴的人,如邻居、好友。如果有的话,请你们两两结对。"

2. 组员结对

组长拿出事先写好号码(或编号)的纸片(每个相同的号码有两张),让剩下的组员每人随机抽取一张,号码相同的组员结成对子。

3. 结伴同行

结成对子的组员彼此握手,再次相互介绍,彼此珍惜这份缘分。结成对子的组员之后就要结伴同行,互相提醒和鼓励完成周行动计划。副组长记录结对情况。

活动 3：学习与实践血压测量方法(30 min)

1. 组长讲课

准确测量血压是高血压诊治的基础。血压是诊断高血压、正确进行血压分级、心血管风险分层和启动药物治疗的重要依据,更是正确评估高血压综合治疗疗效的核心指标。因此患者要学会血压测量方法,并坚持正确测量和记录自己的血压。根据测量地点的不同,血压测量可以分为诊室血压测量和诊室外血压测量两种。

(1) 诊室血压测量:由医护人员在标准条件下按统一规范进行测量。在未使用降压药物的情况下,非同日 3 次测量诊室血压,收缩压(SBP)≥140 mmHg 和/或舒张压(DBP)≥90 mmHg,可诊断为高血压。但是诊室血压常常不能反映一个人的真实血压水平。人体血压是波动的,测一次有随机误差。

(2) 诊室外血压测量(针对有条件者),包括动态血压监测(ABPM)、家庭血压监测(HBPM)。① 动态血压监测:需要在医生指导下,使用经国际标准方案认证的动态血压监测仪,并定期校准。通常白天每 15—20 min 测量 1 次,晚上睡眠期间每 30 min 测量 1 次。确保整个 24 h 期间进行血压有效监测,每个小时至少有 1 个血压读数。24 h 平均 SBP/DBP≥130/80 mmHg,白天 SBP/DBP≥135/85 mmHg,夜间 SBP/DBP≥120/70 mmHg,可诊断为高血压。② 家庭血压监测:使用经过国际标准方案认证的上臂式家用自动电子血压计(不推荐用腕式血压计、手指血压计、水银柱血压计)进行家庭血压监测。患者学会规范测血压后,家庭血压相较于诊室血压更可靠、真实和简便。对于未诊断为高血压的对象,家庭连续规范测量 5—7 d,平均 SBP/DBP≥135/85 mmHg,可考虑诊断为高血压,建议就诊。精神高度焦虑患者,不建议家庭自测血压。

2. 血压测量方法讲解和演示

组长下发血压记录表(表 5 - 3),请副组长或者其他组员作为测血压对象,一边演示一边讲解血压测量要点(结合图 5 - 3,见 P131)。

（1）测量前要求：测量前 1 h 内避免剧烈的运动或锻炼以及进食、喝饮料（水除外），特别是含咖啡因的饮料，例如茶、咖啡。避免长时间暴露于过高或过低的温度下。测量前 30 min 停止吸烟。排空膀胱。安静休息 5 min。

（2）测量要点：测量时裸露手臂或者仅穿贴身薄衣，保持安静，坐在椅子上双脚平放，手放松，不要握拳。绑好袖带，松紧度刚好插入 1—2 根手指，袖带中间和心脏位于同一高度，袖带下缘距肘窝 1—2 cm，袖带上的三角形标记延长线对准中指，身体挺直。测量时精神放松，避免用力、说话和移动。

建议每次测血压 2 遍，相隔 1—2 min 重复测量，取 2 次读数的平均值记录。如果收缩压（SBP）或舒张压（DBP）的 2 次读数相差 5 mmHg 以上，应再次测量，取 3 次读数的平均值记录。

3. 结伴同行的组员互相开展血压测量

两两结对的组员互相进行血压测量练习，并记录血压测量结果。

表 5-3　血压记录表

序号	日期	早上(6:00—9:00)血压/mmHg				晚上(18:00—21:00)血压/mmHg			
		测量时间	第 1 次	第 2 次	第 3 次	平均值	测量时间	第 1 次	第 2 次	第 3 次	平均值
1											
2											
3											
4											
5											
6											
7											

4. 组员交流

组长请 3—4 名组员讲解并演示一下如何测量血压，分享一下本次血压测量的结果、日常血压测量的频率、血压控制的情况，组长对可能导致血压测量误差的行为、血压测量频率和血压控制目标进行总结。

（1）可能导致血压测量误差的行为包括：① 憋尿，可能造成血压读数偏高 10—15 mmHg，测血压之前应先排尿。② 坐姿不当，可造成读数误差，测血压时，须背靠椅背，双脚平放在地板或脚凳上。③ 手臂悬空，可能造成读数偏高约 10 mmHg。应将手臂平放在桌面上，使袖带高度与心脏持平再测量。④ 袖带套在厚衣服上，会使读数比实际高，最好裸露手臂或者穿单薄衣服测量血压。⑤ 袖带小或紧，会造成读数比实际高。⑥ 盘腿或跷二郎腿，会使读数偏高。⑦ 说话或大笑，会使读数不可靠，测血压时要保持沉默。

（2）血压测量频率：血压是一个不断波动的指标，血压的变异性是维持正常生命活动所必需的。它受到昼夜节律、季节变异的影响，因各项生理活动（如体位、饱餐、运动、情绪）而变化，因此一次测量无法有效准确评估患者的血压状况。对初诊高血压患者或血压不稳定的高血压患者，建议每天早晨和晚上测量血压，每次测 2—3 遍，取平均值。建议连续测量家庭血压 7 d，取后 6 d 血压平均值记在血压记录表上。血压控制平稳且达标者，可每周自测 1—2 d 血压，早晚各 1 次，早上在起床排尿后、服降压药和早餐前，晚上在临睡前，每天固定时间自测坐位血压。

5. 组长介绍周围可以利用的血压测量资源

例如：××卫生服务站/卫生室、××卫生院/社区卫生服务中心的健康小屋可以免费测量血压。

活动 4：学习八段锦预备式和第一式(20 min)

1. 对照视频讲解预备式和第一式

播放八段锦教学视频，教学老师或组长进行预备式和第一式要点讲解。

(1) 预备式：左脚开立，与肩同宽，微微下蹲，两掌呈半圆抱于腹前，接着调息，呼吸几次，使身心平顺。

(2) 第一式："两手托天理三焦"。① 做法：两掌五指分开，腹前交叉，双腿伸直，两掌上托于胸前，内旋向上托起，掌心向上，抬头目视，然后手掌停一停，目视前方。膝关节微屈，两臂下落，两掌心向上捧于腹前。这样一上一下为 1 次，共做 6 次。② 做功要点：一定要掌根用力上撑，配合着百会上领，身体气机就能往上升。同时手臂上托贴耳，两臂基本平行，在后背形成一个夹脊的动作，就是做到位了。③ 功效："两手托天"使三焦通畅，祛除雨水天气的寒湿浊气。同时夹脊的动作使阳气被瞬间提起来了。

2. 带领组员学习八段锦

老师教学或者播放教学视频，组长辅以指导，带领组员练习八段锦预备式和第一式。

活动 5：介绍/制定行动计划(15 min)

1. 组长讲课

行动计划是贯穿我们活动的重要内容，如何制定行动计划也是进行自我管理的一项关键技能。行动计划就是把目标分成多个较小和较易做到的具体行为，自己选择其中 1—2 项去努力完成。行动计划是自己想做或决定要做的事情。例如，某人的目标是通过减重 2 kg 来帮助控制血压。可通过：① 每周吃 500 g 蔬菜 5 d；② 每周进行 300 分钟有氧耐力运动等具体活动来达到自己的目标。因此，制定行动计划时，首先明确要实现的目标，然后找到实现目标的具体活动，下一步就要马上行动。从具体活动中选择 1—2 件以前没有做过但本周要做的事情，制定一周的行动计划。要制定一个成功的行动计划，应该包括以下要素(见表 5 - 4)。

2. 行动计划示范

结合本次活动的学习制定行动计划。

组长问副组长本周的行动计划是什么，副组长讲出他的行动计划，接着组长问副组长完成全部计划的自信心有多强(按照表 5 - 4 中所述询问)，然后两人交换角色。最后组长进行小结：通过分享我们的行动计划，我要再次强调一下，行动计划必须具备以下要素：① 自己想做的事情。② 合理，即应该是自己预计在下周能够做到的事情。③ 行动计划通常是(但不总是)为了完成某一长期目标而制定的。

表 5－4　行动计划的要素

1. 你自己想做的事情(不是别人认为你应该做的事情,也不是你认为自己应该做的事)。
2. 可完成的(你预计本周能完成)。
3. 具体的行为(减重是个目标而不是行为,但是进行有氧锻炼是一个行为,体重减轻了是行动计划的成果)。
4. 必须回答以下的问题: 做什么?(具体行为,例如素食和快走。)   做多少?(时间、距离、数量,例如1餐素食、快走 30 min。)   什么时间做?(特定时间、特定日子,例如睡觉前或是周一、周三、周五。)   每周做多少天?(例如每周3次,避免每天做,如有突发事情,一周做3 d的计划能完成,这样比计划做7 d但实际做6 d更有成就感。如计划做3—5 d而最终做了7 d,能够超额完成,你会更有成就感。)
5. 有7分或以上的信心(问自己你完成行动计划的信心有多大,0分代表完全没有信心,10分代表有十足的信心,如果你给自己7分以下,你可能需要找出有何障碍并重新考虑一下你的行动计划,做一些你比较有信心完成整个计划的事情,可以成功完成整个行动计划才是最重要的)。

注意事项:小组长在课前应事先准备好行动计划,小组长的行动计划应该围绕课上所教的行为(如锻炼、合理膳食或者放松技巧)和对组员有实际帮助的行为,并包含行动计划的所有要素。同时该行为每周做3—5次,而不是6—7次。

3. 小组成员结对制定行动计划

请结伴同行的组员,像组长和副组长示范的那样,利用5 min制定出周行动计划,并把行动计划写下来。

4. 组员交流行动计划

请一位自愿的组员开始报告他的行动计划,然后从他的左边或右边开始,逐一请其他组员报告。组员报告时,组长留心听(做什么、做多少、什么时间做、每周做多少天、信心),并根据集体讨论环节组员的基本情况及时给予意见及提示(例如组员已经有经常快走的锻炼习惯,就不建议制定快走行动计划,而是建议其控制饮食或者练习八段锦)。建议第1次的行动计划结合血压监测和八段锦这两项技能制定。

活动 6：总结(5 min)

1. 组长和组员一起进行本次活动的回顾

组长(回顾时可以问一下组员,做一些补充):"今天的活动基本结束,请大家共同回顾一下今天活动的主要内容。首先我们相互认识并结伴,了解了什么是健康自我管理。健康自我管理就是大家通过系列的小组活动和学习,掌握维护健康和慢性病防治必要的技能,在卫生专业人员的协助下,自己学会照顾好自己的身体,自己承担起主要的预防性和治疗性保健任务来提高生活质量,延长健康寿命。自我管理的任务包括照顾好自己的身体,管理好疾病带来的各种情绪和履行好自己的责任和义务,学习高血压健康自我管理技能。然后我们共同学习了血压测量技能,血压测量前要休息5 min,测量时要保持正确姿势,袖带中心和心脏同高,精神放松不讲话,测量2—3次,每次间隔1 min。此外我们还学习了八段锦的预备式和第一式。最后我们讲解了行动计划,大家也制定了自己一周的行动计划,希望大家每天记下自己行动计划的进度,预备在下周小组活动中报告。下周我们的活动内容是介绍高血压的基本知识以及脑卒中的早期识别和应对处置技能。非常感谢各位组员今天的参与,我们将会在未来几天跟你们联系,以便了解行动计划完成情况和解答疑问,也希望我们结成对子的组员互相提醒和督促,努力完成我们制定的一周行动计划。谢谢!"

2. 收回姓名卡

3. 解答组员提问

组长多留 10 min,回答组员的提问并收拾房间。

注意事项:组长应在未来一周通过电话或其他方式(例如建立微信群)联络组员以了解他们的行动计划的执行情况。谈话内容宜简洁。

组长:"你好,我是高血压自我管理课程组长,你这周的行动计划进行得怎样了?"

组员:"我这个星期的行动计划是预备 3 天里每天 1 餐是素食,我有 1 天已经做了,但坚持素食还是有点难度,比如……"

组长指导组员如何坚持,并鼓励组员完成行动计划。

第六章　高血压自我管理第 2 次小组活动

目的
- 介绍解决问题的技巧
- 介绍高血压的基本知识
- 介绍脑卒中早期症状的识别和急救措施
- 学习八段锦第二式

目标
在这次活动结束时,每位组员应该能够:
- 了解解决问题的主要步骤
- 了解高血压的基本知识
- 学会脑卒中早期识别和应对处置技能
- 学会八段锦第二式
- 制定行动计划

准备
- 姓名卡、签到表、活动记录表
- 图 6-1、图 6-2、图 6-3、表 6-1、表 6-2、表 6-3、表 6-4
- 黑板/白板、水笔、粉笔、笔擦
- 白纸、适量铅笔、纸巾
- 电脑、屏幕、音响、八段锦视频/音频

活动安排(在活动前张贴此活动安排)
- 活动 1:反馈上周计划完成情况/解决问题(15 min)
- 活动 2:了解高血压的基本知识(25 min)
- 活动 3:学习脑卒中早期识别和应对处置技能(15 min)
- 活动 4:学习八段锦第二式(15 min)
- 活动 5:制定周行动计划(15 min)
- 活动 6:总结(5 min)

活动 1：反馈上周计划完成情况/解决问题(15 min)

1. 分发姓名卡，安排座位

2. 组长开场白

组长:"大家好,欢迎继续参与这次小组活动,首先我们汇报一下上星期制定的行动计划完成情况,每个组员都有机会分享完成行动计划的经验。首先由副组长汇报。"

3. 副组长示范

副组长报告自己的行动计划完成情况,为组员示范如何简短报告。

4. 组员交流

组长:"刚才听完了副组长的示范,现在听听大家汇报行动计划。汇报的时候大家首先介绍自己上周的行动计划是什么,完成了多少。完成情况有 4 种:① 完成。② 部分完成。③ 未能完成。④ 改作另一个计划。有时我们须改动一下行动计划,以另一计划代替,这也是好的自我管理方法。最后,假如你未能完成或曾改动行动计划,请讲述阻碍自己完成行动计划的原因或改动计划的理由,如果你已改动计划,请讲述是如何改动的。"

先请一位自愿的组员开始,然后轮流汇报(或者指定一位组员,然后按一定的顺序逐个汇报)。副组长记录组员完成情况。

5. 组长在组员交流过程中给予相应的回应

(1) 如组员报告上周计划的信心评分,组长告诉他无须报告上周计划的信心评分。

(2) 如组员完成计划,大家恭喜他,以鼓掌等方式给予鼓励。

(3) 如组员遇到困难修订/更改了计划并完成,大家恭喜他。一个好的自我管理者懂得随机应变。

(4) 如组员遇到问题只能完成部分计划,组长肯定他有一个好的开始(但不要称赞),并问他自己是否知道一些解决的办法,是否尝试过某种办法和措施。组长询问该组员要不要在小组中进行问题讨论。如组员愿意的话,小组开始集体讨论,否则继续请下一位组员分享。

(5) 如组员遇到问题而未能完成计划,组长带领组员进行解决问题的步骤。

6. 解决问题

组长询问组员:"在你执行计划的过程中,主要是什么问题让你不能完成行动计划?"副组长将问题记录在黑板/白板上,开始解决问题,步骤如下:

(1) 组长:"下面我们开始集体讨论,看看大家有哪些办法帮他解决这个问题。"副组长将组员提供的解决办法写在黑板/白板上。注意,组长对这些建议不应有任何点评和讨论。组长也可在其他组员充分参与讨论、提出建议后,给出自己的建议。

(2) 当有 5 个可行的建议时,组员们可以停止讨论。如组长发现大家仍踊跃发言,告诉他们再多收集一个意见后停止集体讨论,如有其他建议,请组员在休息时找该组员再谈。

(3) 组长询问最早提出问题的组员:"你是否愿意采用任何一个大家提出的建议? 如果可以的话,你会选哪一个建议? 请你把合适的建议记录下来。"假如组员觉得没有适合自己的建议,组长告诉他在休息时间再与他交谈。

7. 组长讲课

组长:"刚才我们采用的方法是解决问题的技能,整个课程我们都会用它来解决问题。掌握解决问题的方法在自我管理和日常生活中是非常重要的。现在让我们来看看解决问题的步骤(见表 6 - 1)。"

表 6-1 解决问题的步骤

1. 认清问题所在(这是最困难又最重要的一步,例如某人也许认为工作效率低是他的问题,其实真正的问题是疲劳导致他注意力不集中)。

2. 列出可以解决问题的方法(例如询问医生或药剂师其处方药物是否导致疲劳,保证睡眠时间,饭后散步,查阅相关资料看看疲劳的原因)。

3. 选择一个方法试行。

4. 评估试行效果(如果问题已经解决的话就太好了,如果未能解决的话……)。

5. 改用另一个方法(假如清单上选择的第一个方法无效,便改用列出的其他方法,或者改用自己的方法。如果仍未能解决的话……)。

6. 利用其他资源(假如另一个方法或自己的方法还不能解决问题,可以请教朋友、家人或专业人士,回到步骤3)。

7. 接受问题不能马上解决的事实(待日后再想办法解决问题)。

活动 2：了解高血压的基本知识(25 min)

1. 集体讨论高血压的基本知识

组长："下面我们来讨论一下,关于高血压,大家知道哪些知识。例如,什么是高血压? 哪些因素容易导致高血压? 得了高血压对我们的健康有哪些影响?"

副组长负责记录。组长根据组员发言情况补充完善什么是血压、高血压的定义、高血压的危险因素和危害(图 6-1,P132)。

(1) 什么是血压:血压是指血液在人体血管内循环流动时对血管壁产生的压强。血压值包括收缩压(高压)、舒张压(低压),收缩压是心脏收缩时血液对血管壁的压强,舒张压是心脏舒张时血液对血管壁的压强。

(2) 高血压的定义:在未使用抗高血压药的情况下,非同日 3 次测量诊室血压,收缩压≥140 mmHg 和/或舒张压≥90 mmHg。收缩压≥140 mmHg 和舒张压<90 mmHg 为单纯收缩期高血压。患者既往有高血压史,目前正在使用降压药,血压虽然低于 140/90 mmHg,仍应诊断为高血压。高血压分类标准具体见表 6-2。

表 6-2 高血压分类标准

分类	收缩压/mmHg	舒张压/mmHg
正常血压	<120 和	<80
正常高值	120—139 和	80—89
1 级高血压	140—159 和/或	90—99
2 级高血压	160—179 和/或	100—109
3 级高血压	≥180 和/或	≥110
单纯收缩期高血压	≥140 和	<90

(3) 危险因素:高钠、低钾膳食;超重和肥胖;吸烟或被动吸烟;过量饮酒;长期精神紧张;其他,包括年龄、高血压家族史、缺乏体力活动,以及糖尿病、血脂异常等。

（4）高血压危害：长期高血压会造成心、脑、肾、眼等全身血管损害，严重时发生脑卒中、心肌梗死、心力衰竭、肾功能衰竭等危及生命的临床并发症。

2. 组长讲课

组长："前面讨论了高血压的健康危害。血压水平与心脑血管疾病发病和死亡存在密切的因果关系，我国因心脑血管疾病导致的死亡占居民总死亡的 40% 以上，约 70% 的脑卒中死亡和约 50% 的心肌梗死与高血压密切相关。因此，我们要学会心血管风险水平分层方法，了解药物治疗的时机，使血压控制达标。"

（1）高血压心血管风险分层：依据血压水平、心血管危险因素、靶器官损害、临床并发症和糖尿病分为低危、中危、高危和很高危四类（表 6-3）。

表 6-3　血压升高患者心血管风险水平分层

其他心血管危险因素和疾病史	心血管风险水平			
	SBP 130—139 mmHg 和/或 DBP 85—89 mmHg	SBP 140—159 mmHg 和/或 DBP 90—99 mmHg	SBP 160—179 mmHg 和/或 DBP 100—109 mmHg	SBP≥180 mmHg 和/或 DBP≥110 mmHg
无	—	低危	中危	高危
1—2 个其他危险因素	低危	中危	中/高危	很高危
≥3 个其他危险因素，靶器官损害，或 CKD3 期、无并发症的糖尿病	中/高危	高危	高危	很高危
临床并发症，或 CKD≥4 期、有并发症的糖尿病	高/很高危	很高危	很高危	很高危

（2）影响高血压患者心血管预后的重要因素：高血压患者心血管预后与心血管危险因素、靶器官损害和伴发的临床疾病有关（结合表 6-4 讲解）。

表 6-4　影响高血压患者心血管预后的重要因素

心血管危险因素	靶器官损害	伴发临床疾病
高血压（1—3 级）； 年龄男性>55 岁，女性>65 岁； 吸烟或被动吸烟； 糖耐量受损； 血脂异常； 早发心血管病家族史； 腹型肥胖或肥胖； 高同型半胱氨酸血症	左心室肥厚； 颈动脉超声 IMT≥0.9 mm 或者动脉粥样斑块； 估算的肾小球滤过率低或血清肌酐轻度升高； 微量白蛋白尿或白蛋白肌酐比≥30 mg/g	脑血管病； 心脏疾病； 肾脏疾病； 外周血管疾病； 视网膜病变； 糖尿病

3. 组员交流

组长请 3—4 名组员对自身的高血压心血管风险进行评估，分享一下目前的治疗情况，组长对组员的评估给予帮助，点评患者的治疗方案，总结高血压患者药物治疗时机。结合图 6-2 初诊高血压患者的评估及监测程序讲解。

（1）降压药物治疗的时机取决于心血管风险评估水平。在改善生活方式的基础上，血压仍超过140/90 mmHg和/或目标水平的患者应接受药物治疗。

（2）高危和很高危的患者，应及时启动降压药物治疗，并对并存的危险因素和合并的临床疾病进行综合治疗。

（3）中危患者，可观察数周，评估靶器官损伤情况，改善生活方式，如血压仍不达标，则应开始药物治疗。

（4）低危患者，可进行1—3个月的观察，密切随诊，尽可能进行诊室外血压监测，评估靶器官损伤情况，改善生活方式，如血压仍不达标可开始降压药物治疗。

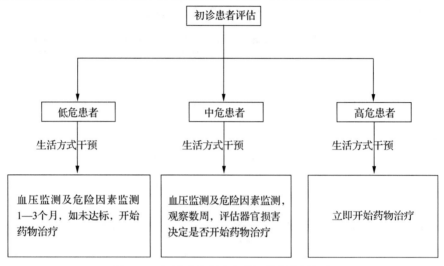

图6-2　初诊高血压患者的评估及监测程序

活动3：学习脑卒中早期识别和应对处置技能（15 min）

1. 组长讲课

脑卒中发病前大多会有一次到多次短暂脑缺血发作，俗称"小中风"，表现为短暂性的一侧肢体麻木、无力、动作不灵活，有人会出现说话不清楚，单眼或双眼突然看不清东西、有重影，还有人会有剧烈头痛、眩晕等症状。症状一般持续10—15 min，通常在1 h内完全缓解。

脑卒中发病时早期表现有哪些？

（1）症状突然发生。

（2）表现在身体一侧或双侧，上肢、下肢出现无力、麻木、笨拙、沉重或瘫痪。

（3）一侧面部麻木或口角歪斜。

（4）双眼向一侧凝视。

（5）单眼或双眼突然视力模糊，或视力下降，或视物成双。

（6）发音不清、语言表达困难或理解困难，饮水呛咳。

（7）头晕目眩、失去平衡，或步态不稳，或意外摔倒。

（8）突然出现既往少见的严重头痛。

上述症状,不一定每个患者均有表现,但只要有症状出现,就是可能发生脑卒中的警报,要特别警惕。

那怎样识别脑卒中呢? 推荐使用图 6 - 3(P133)脑卒中"BEFAST"评估法进行快速评估。

早期识别——"BEFAST"评估法:

"B"——balance(平衡),平衡或协调能力丧失,突然出现行走困难。

"E"——eyes(眼睛),突发的视力变化,视物困难。

"F"——face(面部),面部不对称,口角歪斜。

"A"——arms(手臂),手臂突然出现无力感或麻木感,通常出现在身体一侧。

"S"——speech(语言),说话含混,不能理解别人的语言。

"T"——time(时间),上述症状提示可能出现脑卒中,请勿等待症状自行消失,立即拨打"120"获取医疗救助。

通俗概括为:"言语含糊没笑脸,胳膊不抬奔医院"。

2. 组长示范应急处置方法

组长请副组长或组员配合,边示范边讲解发生脑卒中时的应急处置方法。

脑卒中发生以后如何紧急应对?

(1) 不要慌张,应马上拨打"120"及时送到医院救治。不要对患者采取摇晃、前后晃动或者震动头部、垫高头部等措施。

(2) 在等待就医过程中,如果患者意识清楚,应采取仰卧位,头部略向后,以保持呼吸道通畅,不需要垫枕头,盖上毛毯保暖等待就医。如果患者失去意识,应采取侧位,保持呼吸道通畅,不要垫枕头,如有呕吐,应将患者脸朝向一侧,吐出呕吐物。未经医生许可,请勿让患者进食、饮水或用药。

3. 组员交流

请 3—4 名组员交流脑卒中早期识别和应对处置技能要点。

活动 4:学习八段锦第二式(15 min)

1. 复习预备式和第一式

播放八段锦教学视频,教学老师或组长带领学员复习预备式和第一式。

2. 讲解第二式

第二式:"左右开弓似射雕"。① 做法:左脚向左开步,两掌向上交叉于胸前。两腿马步,就像左右开弓射箭一样,右掌拉至右胸前,左掌呈八字掌(大拇指和食指呈"八"字,其余三指后屈)向左推出,把"弓"拉到最满,眼睛盯着指尖。然后重心右移,右手画弧,左脚回收,两掌捧于腹前并步站立。反方向来 1 次,共做 3 次。② 做功要点:"左右开弓"不光能打开整个僵硬的肩背,拉到最满的时候食指指尖也会微微发麻,这个功法对于便秘腹胀的人很有用。

3. 带领组员学习八段锦

老师教学或者播放教学视频,组长辅以指导,带领组员练习八段锦预备式、第一式和第二式。

活动 5：制定周行动计划(15 min)

1. 组长引导语

组长："现在我们要制定本周的行动计划。这是我们每周都会做的。行动计划是自己想做的事情、预计本周能完成的,是具体的行为,必须能回答做什么、做多少、什么时间做、每周做多少天、完成计划的信心。现在请大家结合今天所学的高血压的基本知识来制定周行动计划。"

2. 组长行动计划示范

组长问副组长本周的行动计划是什么,副组长讲出他的行动计划,接着组长问副组长完成全部计划的自信心有多强(根据表 6-3 所述询问)。

3. 小组成员结对制定行动计划

请结伴同行的组员,每一组像组长和副组长示范的那样,利用 3 min 制定出周行动计划,并建议把行动计划写下来。

4. 组员交流行动计划

组长请一位自愿的组员报告他的行动计划,然后从他的左边或右边开始请其他组员逐一报告。组员报告时,组长留心听(做什么、做多少、什么时间做、每周做多少天、信心),如有遗漏,组长可及时给予意见及提示。

活动 6：总结(5 min)

1. 组长和组员一起进行本次活动的回顾(回顾时可以问一下组员，做一些补充)

组长："今天的活动基本结束,请大家共同回顾一下今天活动的主要内容。首先我们学习了解决问题的步骤,即认清问题所在,列出可以解决问题的方法,选择一个方法试行,评估方法的成效,如果方法无效,换另一个方法,或者利用其他资源来解决。接下来我们学习了高血压的基本知识,包括什么是血压、高血压的定义、高血压的危险因素、高血压的危害和评估,还学习了如何早期识别脑卒中和相关应对处理技能。此外我们还复习了八段锦的起式和第一式,学习了八段锦第二式。最后我们大家制定了自己一周的行动计划。希望大家每天记下自己行动计划的进度,预备在下周小组活动中报告。下周我们将讨论高血压的饮食管理。非常感谢各位组员今天的参与,我们将会在未来几天跟你联系,以便了解行动计划完成情况和解答疑问,也希望我们结成对子的组员互相提醒和督促,努力完成我们制定的一周行动计划。谢谢!"

2. 收回姓名卡

3. 解答组员提问

组长多留 10 min,回答组员的提问并收拾房间。

注意事项:组长应在未来一周联络组员以跟进他们的行动计划。组长可以把组员名单一分为二,组长、副组长各负责联络半数组员。

第七章　高血压自我管理第3次小组活动

目的

- 介绍高血压患者健康饮食要点
- 了解日常生活中存在的隐形盐
- 学习减盐减油技巧和营养标签知识
- 学习八段锦第三式

目标

在这次活动结束时,组员将能够:

- 了解高血压患者健康饮食的内容
- 学会减盐减油技巧和阅读营养标签
- 学会八段锦第三式
- 制定一周的健康饮食行动计划

准备

- 姓名卡、签到表、活动记录表
- 图7-1、图7-2、图7-3、表7-1、表7-2
- 限盐勺、控油壶、平衡膳食转盘、平衡膳餐盘和食物记录表(每人各一份)、营养标签若干
- 黑板/白板、水笔、粉笔、笔擦
- 白纸、适量铅笔、纸巾
- 电脑、屏幕、音响、八段锦视频/音频

活动安排(在活动前张贴此活动安排)

- 活动1:反馈/解决问题(10 min)
- 活动2:了解高血压健康饮食(20 min)
- 活动3:学习减盐减油技能和阅读营养标签(25 min)
- 活动4:学习八段锦第三式(20 min)
- 活动5:制定周行动计划(10 min)
- 活动6:总结(5 min)

活动 1：反馈/解决问题（10 min）

1. 签到，分发姓名卡

2. 组长开场白

组长："大家好，欢迎继续参与这次小组活动，首先我们汇报一下上周制定的行动计划完成情况，每个组员都有机会分享自己完成行动计划的经验。我会先报告，接着是副组长。"

3. 组长示范

组长、副组长分别报告自己的行动计划完成情况，为组员示范如何简短报告。

4. 组员交流，组长在组员交流过程中给予相应的回应

组长："现在听听大家报告行动计划。先请一位自愿的组员开始，然后轮流报告。报告的时候大家首先介绍自己上周的行动计划，报告行动计划完成了多少。"

5. 解决问题

未完成行动计划的组员进行解决问题步骤。

活动 2：了解高血压健康饮食（20 min）

1. 组长讲课

组长："今天我们讨论的主要内容是饮食与高血压。中国有句俗话'民以食为天'，就是讲食物对于我们非常重要，它能够提供机体所需能量和各种营养素，满足身体新陈代谢所需和延续生命。对于高血压患者而言，健康平衡的饮食还有助于保持健康体重，控制血压水平，延缓和防止并发症的发生和发展，因此健康饮食是高血压自我管理的一个重要工具。下面我们首先来学习一下高血压患者的饮食原则（图 7-1，P134）。"

（1）控制食盐摄入，吃富含钾的食物。

食盐的主要成分是氯化钠（NaCl），对健康造成影响的主要是钠盐。吃盐多，会导致体内水钠潴留，血管壁肿胀和血管痉挛，加大血液流通阻力，血压升高。而饮食中的钾盐能扩张血管，对抗钠的升压作用。钠盐摄入过多和/或钾摄入不足，以及钾钠摄入比值较低是我国高血压发病的重要危险因素，因此高血压患者要严格控制食盐的摄入，少吃高盐食品，多吃含钾丰富的食物。世界卫生组织、《健康中国行动（2019—2030 年）》及《中国居民膳食指南（2022）》建议人均每日食盐摄入量（含食物中盐含量）不超过 5 g。

家庭烹调用盐是我国居民膳食钠的主要来源，其次为高盐调味品，另外许多加工食品中钠盐含量较高，也是钠盐的重要摄入途径（图 7-2，P135）。因此，控制食盐摄入，不仅要控制食盐和高盐调味品，还要少吃高盐食品。

高血压患者在控制钠盐的基础上，应注意多吃富含钾的食物，降压效果会更明显。富含钾的食物主要有：① 新鲜蔬菜，如菠菜、苋菜、油菜、韭菜、茄子、竹笋等；② 新鲜水果，如香蕉、苹果、橘子、葡萄等；③ 豆类食物，如黄豆、毛豆、豌豆等；④ 菌菇类，如蘑菇、木耳、香菇等；⑤ 薯类，如土豆、山药等（结合图 7-3 讲解，P136）。

（2）控制总热能,热能摄入量以达到或维持理想体重为宜。

能量摄入过多,会导致体重超重、肥胖,不利于血压的控制。高血压患者在日常饮食中要注意控制食用油摄入总量,限制饱和脂肪酸和反式脂肪酸摄入。

（3）食物多样化的平衡膳食。

平衡的膳食应包括谷薯类、蔬菜水果类、畜禽鱼肉类、豆类及奶蛋类等各类食物,平均每天摄入食物种类在 12 种以上,每周在 25 种以上。建议高血压患者主食粗细搭配,全谷类和杂豆食物占主食的 1/3;多吃新鲜蔬菜和水果,深色蔬菜占蔬菜的一半;吃适量的鱼、禽、蛋、瘦肉,优先选择鱼肉和禽肉,吃各种各样的低脂奶制品,经常吃豆制品,适量吃坚果。

（4）多饮水,限制饮酒。

人体补充水分的最好方式是饮白开水,少量多次,每天饮用 1 500—1 700 mL。过量饮酒显著增加高血压的发病风险,且其风险随着饮酒量的增加而增加,限制饮酒可使血压降低。建议高血压患者不饮酒,如饮酒,每日酒精量男性不超过 25 g(相当于白酒 50 mL,或啤酒 750 mL,或葡萄酒 250 mL),女性不超过 15 g。

2. 组员交流自己的饮食习惯

组长请各位组员回忆过去 1 天的各种食物摄入情况和口味,记录在表 7 - 1 上,并结合高血压饮食的基本原则和自己的饮食习惯,相互讨论交流,说出自己认为好的饮食习惯和不好的饮食习惯。组长请 4—5 名组员代表发言,组长或副组长负责记录在白板上,并补充总结高血压患者常见的不良饮食习惯,提出改善建议。

（1）喜欢吃咸的食物,口味重:很多患者喜欢吃很咸的食物,如咸菜、腌制食品,不利于血压控制,吃降压药效果也会不理想。要逐渐降低食用这些食物的频率。

（2）只吃精白米面,很少吃粗粮:全谷类、薯类和杂豆类等粗粮富含膳食纤维,血糖生成指数远低于精米精面,有利于患者血糖控制,降低肥胖的发生风险。建议主食中增加全谷类(糙米、燕麦、小米、荞麦等)和杂豆类(红小豆、绿豆、芸豆等)食物,每天摄入全谷物和杂豆类 50—150 g,薯类 50—100 g。

（3）不吃肉类食物:有些患者认为吃素不吃肉能有效降低血压。这样其实是不对的,这样做会导致蛋白质摄入不足,机体抵抗力下降,不利于血压的控制。在饮食中要适量吃鱼禽肉类等,补充优质蛋白质。

（4）偏食:只吃自己喜欢的食物,不吃自己不喜欢的食物。长期偏食、挑食会造成营养素摄入不平衡,引发多种疾病。建议要尽量吃多种多样的食物,保证营养素的全面摄入。

表 7 - 1 我的饮食记录表(品种和食用量)

日期	主食	蔬菜	水果	肉类	牛奶、酸奶	豆类	口味
月　日							
月　日							
月　日							
月　日							
月　日							
月　日							

（5）不爱吃蔬菜和水果:蔬菜、水果摄入不足是导致我国居民慢性病高发的原因之一。蔬菜、水果中富含膳食纤维、维生素和矿物质等,能提高机体免疫力,改善脂质代谢,

保护血管和抗氧化,有助于预防心脑血管疾病。建议吃多种、五颜六色的新鲜蔬菜和水果,保证每天摄入蔬菜 300—500 g、水果 200—350 g。

3. 组长示范平衡餐盘的使用

组长:"前面大家学习讨论了高血压的饮食原则,那么如何合理安排我们的饮食,控制膳食总能量呢? 可以使用平衡膳食转盘和平衡膳食餐盘来实现。"

(1) 要了解自己每日应摄入热能:轻体力男性每日热能摄入量应为 2 250 kcal,女性每日热能摄入量应为 1 800 kcal,体重超重、肥胖人群热能摄入量比原来日常水平减少300—500 kcal。

(2) 使用平衡膳食转盘得到不同能量需要水平建议的各类食物摄入量。

(3) 使用平衡膳食餐盘估计各类食物量:平衡膳食餐盘是一个直径 18 cm,高 3 cm 的盘子,分主食、畜禽肉和蛋类、蔬菜和豆制品 3 格。主食格装满米饭铺平,相当于大米 75 g左右;畜禽肉和蛋类格装满,约 50—60 g;蔬菜和豆制品格装满,约 200—300 g。

活动 3:学习减盐减油技能和阅读营养标签(25 min)

1. 集体讨论如何减盐减油

组员开展集体讨论,副组长记录,最后组长进行归纳总结,并示范正确使用限盐勺、控油壶的方法。

(1) 减盐技巧:少放盐,正确使用定量盐勺;用辣椒、大蒜、醋和胡椒等其他调味品代替盐,为食物提味;少吃咸菜和高盐包装食品;逐渐减少钠盐的摄入量;外出就餐时选择低盐食品;用低钠盐代替普通食盐;阅读营养标签。

(2) 减油技巧:使用控油壶,控制用油总量;选择蒸、煮、炖、焖、水滑熘、拌等有利于健康的烹调方法;用煎的方法代替油炸;少吃油炸食品;尽量不用动物油炒菜做饭;吃多种植物油;阅读营养标签。

2. 组长讲解营养标签知识

营养标签是指预包装食品标签上向消费者提供食品营养信息和特征的说明,包括营养成分表、营养声称和营养成分功能声称。其中营养成分表是一个包含有食品营养成分名称、含量和占营养素参考值(NRV)百分比的规范性表格。能量、蛋白质、脂肪、碳水化合物和钠与我国居民的主要营养相关问题以及慢性病密切相关,是我国标准要求强制标示的项目。食品中其他成分如钙、铁、维生素等由企业根据产品特点自愿标示。组长可结合表 7-2 讲解。

表 7-2 营养成分表格式

项目	每 100 g 中含量	NRV%
能量	2 363 kJ	28%
蛋白质	22.2 g	37%
脂肪	44.8 g	75%
碳水化合物	19.3 g	6%
钠	472 mg	24%

　　购买食物时,要阅读营养标签,尽可能购买盐和脂肪含量较低的包装食品或罐头食品,选择营养标签标有"低盐""少盐""无盐"和"低脂"的食品。营养标签的营养声称中,低盐食品是指食品中钠的含量≤120 mg/100 g(或 100 mL),无盐食品是指食品中钠的含量≤5 mg/100 g(或 100 mL)。脂肪含量不高于 3 g/100 g(或 1.5 g/100 mL)的产品可以声称低脂。有些食品营养标签会标示反式脂肪酸的量。还可查看配料表,配料表中的氢化植物油、植脂末、植物奶油、人造奶油、起酥油等成分都是氢化植物油相关产品,可能含有反式脂肪酸。

3. 学习查看营养标签

　　组长让组员拿出带来的食品营养标签(如组员忘记,组长提供一些预备的食品营养标签),请他们查看,让部分组员自愿回答。

　　组长:"可否请一位组员讲出你的营养标签来自什么食品,它的分量是多少,其中脂肪含量是多少。"

　　组长:"可否请一位组员讲出你的营养标签来自什么食物,它的分量是多少,其中碳水化合物含量是多少。"

　　组长:"可否请一位组员讲出你的营养标签来自什么食物,它的分量是多少,其中钠含量是多少,是否属于低钠食品。"

　　组长:"请每位组员再仔细看看你的食品营养标签。看看是否有一些惊人的发现。"

活动 4：学习八段锦第三式(20 min)

1. 复习预备式和第一式、第二式

　　播放八段锦教学视频,教学老师或组长带领学员复习预备式和第一式、第二式。

2. 讲解第三式

　　第三式:"调理脾胃须单举"。① 做法:左手掌根上撑,上举至头左上方,右掌根下按。然后左臂下落于腹前,一左一右做 3 次。② 做功要点:"撑天按地"的时候力在掌根,指尖方向要相对,才能充分抻拉到大肠经。③ 功效:两臂一松一紧上下对拉,牵拉和按摩脾胃,对消化吸收有益,同时也抻拉两胁肝胆,宣发肝气,常郁闷生气的人可以常做这个功法。

3. 带领组员学习八段锦

　　老师教学或者播放教学视频,组长辅以指导,带领组员练习八段锦预备式、第一式至第三式。

活动 5：制定周行动计划(10 min)

1. 组长引导语

　　组长:"现在我们要制定本周的行动计划。这是我们每周都会做的。行动计划是自己想做的事情,预计本周能完成的,是具体的行为,必须能回答做什么、做多少、什么时间做、每周做多少天、完成计划的信心。现在请大家结合今天所学,选择一个健康饮食行为来制定周行动计划。"

2. 组长示范行动计划

组长问副组长本周的行动计划是什么,副组长讲出他的行动计划,接着组长问副组长完成全部计划的自信心有多强。

3. 小组成员结对制定行动计划

请结伴同行的组员,每一组像组长和副组长示范的那样,利用 3 min 制定出周行动计划,并建议把行动计划写下来。

4. 组员交流行动计划

组长请一位自愿的组员报告他的行动计划,然后从他的左边或右边开始请其他组员逐一报告。组员报告时,组长留心听(做什么、做多少、什么时间做、每周做多少天、信心),以便在过程中及时给予意见及提示。

活动 6：总结(5 min)

1. 组长和组员一起进行本次活动的回顾(回顾时可以问一下组员，做些补充)

组长:"今天的活动基本结束,请大家共同回顾一下所学的主要内容。首先我们继续进行了解决问题的步骤,接着我们学习了高血压的饮食原则,交流了自己的饮食习惯,此外我们还学习了如何利用平衡膳食转盘和平衡膳食餐盘合理安排自己的饮食,如何使用限盐勺和控油壶减盐减油以及阅读营养标签,并复习了八段锦起式和第一式、第二式,学习了第三式,最后我们大家制定了自己一周的行动计划。希望大家每天记下自己行动计划的进度,预备在下周小组活动中报告。下周我们将讨论高血压患者如何运动。非常感谢各位组员今天的参与,我们将会在未来几天跟你们联系,以便了解行动计划完成情况和解答疑问,也希望我们结成对子的组员互相提醒和督促,努力完成我们制定的一周行动计划。谢谢!"

2. 收回姓名卡

3. 解答组员提问

组长多留 10 min,回答组员的提问并收拾房间。

注意事项:组长应在未来一周联络组员以跟进他们的行动计划。组长可以把组员名单一分为二,组长和副组长各负责联络半数组员。

第八章　高血压自我管理第 4 次小组活动

目的
- 学习高血压患者运动要点
- 学习八段锦第四式
- 学习抗阻力运动动作

目标
在这次活动结束时,组员将能够:
- 了解高血压患者的运动要点
- 学会八段锦第四式
- 学会 3 个抗阻力运动动作
- 制定一周的运动行动计划

准备
- 姓名卡、签到表、活动记录表
- 图 8-1、图 8-2、图 8-3、图 8-4、表 8-1、表 8-2
- 弹力带(每人一个)
- 黑板/白板、水笔、粉笔、笔擦
- 白纸、适量铅笔、纸巾
- 电脑、屏幕、音响、八段锦视频/音频

活动安排(在活动前张贴此活动安排)
- 活动 1:反馈/解决问题(10 min)
- 活动 2:介绍运动锻炼(20 min)
- 活动 3:学习抗阻力运动(25 min)
- 活动 4:学习八段锦第四式(20 min)
- 活动 5:制定周行动计划(10 min)
- 活动 6:总结(5 min)

活动 1：反馈/解决问题(10 min)

1. 签到，分发姓名卡

2. 组长开场白

组长:"大家好,欢迎继续参与这次小组活动,首先我们汇报一下上周制定的行动计划

完成情况,每个组员都有机会分享自己完成行动计划的经验。我会先报告,接着是副组长。"

3. 组长示范

组长、副组长分别报告自己的行动计划完成情况,为组员示范如何简短报告。

4. 组员交流,组长在组员交流过程中给予相应的回应

组长:"现在听听大家报告行动计划。先从一位自愿的组员开始,然后轮流报告。报告的时候大家首先介绍自己上周的行动计划,再报告行动计划完成了多少。"

5. 解决问题

未完成行动计划的组员进行解决问题步骤。

活动 2:介绍运动锻炼(20 min)

1. 组长引导语

组长:"今天我们要重点讨论一下高血压患者的运动锻炼。运动锻炼对我们健康非常重要,规律运动能改善心肺功能,有效降低静息血压和运动过程中血压变化的幅度,有助于血压的控制,因此学会科学运动锻炼是高血压患者很重要的自我管理技能。首先我们来了解一下运动锻炼的形式,主要有三种形式(结合图 8-1 进行讲解,见 P137):第一种形式是有氧耐力活动,指以躯干、四肢等大肌肉群参与为主,有节律、时间较长、能够维持在一个稳定状态的身体活动,活动时需要氧气参与能量供应;第二种形式是抗阻力运动,指一组肌肉群对抗阻力反复多次的强力收缩活动;第三种形式是关节柔韧性练习,指通过躯体或四肢的伸展、屈曲和旋转运动,锻炼关节的柔韧性和灵活性。下面我们来集体讨论一下,日常生活中哪些运动分别属于这三种形式,不同运动形式对健康有什么益处。"

2. 集体讨论

组长:"哪些运动分别属于这三种形式?不同运动形式对健康有什么益处?"

组员回答。组长重复组员的话,副组长将三种活动形式写在白板上,并记录组员的回答,记录格式见表 8-1,最后进行归纳总结。

(1)有氧耐力活动包括快走、慢跑、骑自行车、健身操、广场舞、跳绳、游泳。健康益处包括增强心肺功能,降低血压,增加胰岛素的敏感性,改善血脂,提高骨密度,控制体重等。

(2)抗阻力运动包括仰卧起坐、俯卧撑、举哑铃、弹力带力量练习等。健康益处包括增加骨骼和肌肉力量,预防老年人骨折和跌倒,保持或增加瘦体重,预防和控制多种慢性病。

(3)关节柔韧性练习包括瑜伽、柔软体操、拉伸动作等;健康益处包括保持或增加关节生理活动范围,预防跌倒和外伤。

表 8-1 活动类型记录表

活动类型	活动名称	健康益处
有氧耐力活动		
抗阻力运动		
关节柔韧性练习		

3. 组长讲课

组长："有益健康的运动锻炼需要达到一定的运动量和运动强度,过量运动会导致运动损伤和心血管意外的发生。下面我们来一起学习适合高血压患者的运动锻炼形式、锻炼要点和注意事项。"

(1) 适合高血压患者的运动形式:

① 散步、快走、骑自行车、广场舞和慢跑等低到中等强度有氧耐力活动。

② 太极拳、八段锦等放松性质的运动和锻炼呼吸的运动。

③ 踮脚尖、弹力带练习等低到中等强度的抗阻力运动。

④ 身体拉伸运动。

(2) 不适合高血压患者的运动形式:憋气的抗阻力运动和头低位运动。

(3) 高血压患者锻炼要点:

① 运动锻炼应在医师指导下进行。

② 有氧运动以低到中等强度的节律性运动为好,可选择散步、快走、骑自行车、健身操、太极拳和八段锦等。每周 4—7 d,每天累计 30—60 min。

③ 血压控制稳定后,每周可进行 2—3 d 低到中等强度抗阻力运动,每天 1—3 组,重复 8—12 次,根据个人体质情况选择。

④ 关节柔韧性练习每周至少 2 d,最好每天练习。

⑤ 高血压患者运动计划的调整应遵循循序渐进的原则。运动强度由低强度到中等强度。运动频率由每周 2—3 d 至每周 4—7 d。

低到中等强度有氧运动可降低周围血管阻力,有利于血压下降。运动强度可以用心率或运动后感觉来判断。如果心率控制在[170—年龄(岁)]次/min 左右,或者感觉到呼吸和心跳加快,可以与人交谈,但不能唱歌,感觉稍微有点累,说明运动强度达到中等强度,能获得较好的运动效果。

(4) 高血压患者运动注意事项:

① 患者血压超过 180/110 mmHg,或者血压控制不好,波动较大时,应积极接受药物治疗,使血压平稳降低,再进行运动。

② 高血压患者一般清晨血压较高,应避免做激烈运动,最好选择下午或傍晚进行锻炼。

③ 每次运动应包含运动前 5—10 min 的热身运动和运动后至少 5 min 的整理放松运动。

④ 降压药,如 β 受体阻滞剂、钙通道阻滞剂以及血管扩张剂会引起运动后的血压突然降低,在这些情况下要延长整理放松运动阶段并密切监控恢复过程。

⑤ 不适宜做体位变化幅度过大的动作和进行剧烈的运动项目,抗阻力运动中要避免发力时憋气。

⑥ 运动过程中出现任何不适症状应立刻停止运动,及时就医。

4. 了解自己的身体运动量,交流运动锻炼经验和体会

组长参考表 8-2,描述自己一周的运动(活动名称、每周运动频率、每天运动时间)。副组长记录在白板上。然后组长请组员回忆一周的运动情况,记录在表 8-2 上,并请几位自愿的组员报告。大家根据组员报告结果,一起讨论组员的运动量和运动形式是否有需要改进的地方,交流运动锻炼的经验和体会。

表 8 - 2　我的一周活动记录

本周我的运动量要达到___小时___分钟		日期：___年___月___日—___月___日						
运动项目	运动强度	周一	周二	周三	周四	周五	周六	周日	总时间

这周实际运动时间：　　小时　　分钟。

活动 3：学习抗阻力运动(25 min)

1. 组长引导语

组长："前面我们讲过低到中等强度有氧耐力运动、抗阻力运动和关节柔韧性练习是适合高血压患者的运动形式，下面推荐三种抗阻力运动方式，大家一起来练习。为了避免运动损伤和意外的发生，增强锻炼的效果，运动计划的实施应包括热身运动、有氧耐力或抗阻力运动锻炼和拉伸运动三个部分。首先我们来学习几个运动锻炼前的热身动作。"

2. 组长介绍热身运动要点并带领组员练习

组长参照图 8 - 2(P138)介绍热身动作并练习。

(1) 热身动作一：头部运动，让肩颈更健康。动作要点为身体直立，双手叉腰，双脚分开与肩同宽；头部依次向前侧、右侧、后侧、左侧拉伸，尽可能使颈部有明显拉伸感。

(2) 热身动作二：伸臂摇摆，让上肢更柔韧。动作要点为身体直立，双脚分开与肩同宽；先将双臂向前平举，然后向右振臂，再向左振臂；还原后换另一侧交替进行。

(3) 热身动作三：弓步下蹲振臂，让双腿更舒适。动作要点为双脚前后开立，右脚曲膝下蹲，同时向后振臂；还原后换另一侧交替进行。

(4) 热身动作四：弓步提膝，让膝关节更安全。动作要点为弓步站立；右臂在前，左臂在后，呈摆臂姿势；右脚蹬地，左腿提膝向前，使大腿与地面平行，同时摆臂；还原后换另一侧交替进行。

3. 组长介绍三个抗阻力动作要点并带领组员练习

组长参照图 8 - 3(P139)介绍并练习。

(1) 动作一：蹲起，增强下肢力量的运动。动作要领：① 站在椅子前，双脚分开与肩同宽，椅子的后背靠墙；② 慢慢屈膝屈髋的同时利用双臂前平举来保持身体平衡，最后坐在椅子上；③ 停顿一下并将身体重心落到椅子上；④ 脚后跟使劲向下踩，伸膝伸髋，回复站立姿势；⑤ 重复进行 8—12 次，或者做到感到疲劳为止。安全注意事项：① 确保椅子结实稳固，椅子后背紧密靠墙；② 锻炼不能过度，锻炼过程中不应感到疼痛。

(2) 动作二：胸推，增强上肢力量的运动。动作要领：① 在站姿时，将弹力带放在上背后面，恰好在腋下的位置，然后双手抓住弹力带的末端；② 两手用力向前伸且与地面保持平行,直到肘关节伸直为止;③ 慢慢地回复开始时的位置,完成 8—12 次重复动作。安全注意事项:① 慢速地在可控状态下进行这项运动;② 前伸胳膊时呼气,胳膊收回时吸气。

(3)动作三:肱二头肌弯曲,增强上肢力量的运动。动作要领:① 坐在椅子上,抬起右脚,将弹力带的一端绕在该脚上,然后再将脚平放在地面上;② 慢慢地弯曲右臂肘关节,手掌向上伸向肩膀;③ 慢慢地回复开始时的姿势,完成 8—12 次重复动作;④ 将弹力带换到左侧,用左臂重复练习。安全注意事项:① 确保弹力带安全地绕在脚上;② 只有肘关节屈曲,手不能弯曲。

4. 组长介绍整理动作要点并带领组员练习

组长参照图 8-4(P140)介绍整理动作并练习。

(1)整理拉伸动作一:拉伸前臂,使上肢更加柔韧。动作要点:身体直立,双脚分开与肩同宽;右臂伸直抬起,掌心向前,指尖向下,左手将右手拉向身体,使右前臂有明显拉伸感;还原后换另一侧交替进行。

(2)整理拉伸动作二:胸部拉伸,增加上肢柔韧性。动作要点:保持站立姿势,使双脚分开与肩同宽。双手在背后抓握,慢慢地将肩胛骨向中间挤压,直到胸部、肩部和手臂有抻拉感,保持 10—30 s 后放松,重复 3—5 次。身体挺直,避免前仰或后弯。

(3)整理拉伸动作三:拉伸大腿前侧,提高平衡能力,使膝关节更长寿耐久。动作要点:身体直立,左手扶好稳固的椅子,右手抓住右脚踝拉向臀部,使大腿前侧有明显抻拉感,同时伸展左臂;还原后换另一侧交替进行。

(4)整理拉伸动作四:推墙脚跟踩地的小腿拉伸。动作要点:面向墙站立,距离墙一臂多远,左腿向前迈一步,弯曲左膝盖。将手臂抬至肩膀高度,手掌平放在墙面上,双手之间距离与两肩同宽,稍微弯曲右膝盖,直到右侧小腿肌肉有抻拉感,保持 10—30 s,换另一侧交替进行。

活动 4：学习八段锦第四式(20 min)

1. 复习预备式和第一式至第三式

播放八段锦教学视频,教学老师或组长带领学员复习预备式和第一式至第三式。

2. 讲解第四式

第四式:"五劳七伤往后瞧"。做法:两腿微屈挺膝,手臂于两侧伸直,掌心外旋向上,头尽量向后转,目视左斜后方,稍停。两臂内旋收回两侧,两腿微屈,目视前方。一左一右做 3 次。

3. 带领组员学习八段锦

老师教学或者播放教学视频,组长辅以指导,带领组员练习八段锦预备式、第一式至第四式。

活动5：制定周行动计划(10 min)

1. 组长引导语

组长："现在我们要制定本周的行动计划。这是我们每周都会做的。行动计划是自己想做的事情,预计本周能完成的,是具体的行为,必须能回答做什么、做多少、什么时间做、每周做多少天、完成计划的信心。现在请大家结合今天所学,选择一个自己喜欢的、适合自己的运动来制定本周行动计划。"

2. 组长示范行动计划

组长问副组长本周的行动计划是什么,副组长讲出他的行动计划,接着组长问副组长完成全部计划的自信心有多强。然后两人交换角色。

3. 小组成员制定行动计划

组长请组员利用 3 min 制定出周行动计划,并建议把行动计划写下来。

4. 组员交流行动计划

组长请一位自愿的组员报告他的行动计划,然后从他的左边或右边开始请其他组员逐一报告。组员报告时,组长留心听(做什么、做多少、什么时间做、每周做多少天、信心),以便在过程中及时给予意见及提示。

活动6：总结(5 min)

1. 组长和组员一起进行本次活动的回顾(回顾时可以问一下组员,做一些补充)

组长："今天的活动基本结束,请大家共同回顾一下所学的主要内容。首先我们交流了上周行动计划完成情况,并进行了解决问题的步骤,接着我们学习讨论了锻炼身体的活动形式和适合高血压患者的运动形式。请大家讲一下锻炼身体的活动形式(有氧耐力运动、抗阻力运动和关节柔韧性练习),适合高血压患者的运动形式(低到中等强度有氧耐力活动、放松性质的运动和锻炼呼吸的运动、低到中等强度的抗阻力运动和身体拉伸运动)。接着我们学习了高血压患者运动锻炼要点(运动锻炼应在医师指导下进行;有氧运动以中低强度的节律性运动为好,每周 4—7 d,每天累计 30—60 min;血压控制稳定后,每周可进行 2—3 d 低到中等强度抗阻训练;每周至少进行关节柔韧性练习 2 d,最好每天练习;运动计划的调整应遵循循序渐进的原则)和高血压患者运动注意事项。然后我们进行了八段锦和抗阻力运动练习。最后我们大家制定了自己一周的行动计划。希望大家每天记下自己行动计划的进度,预备在下周小组活动中报告。下周我们将谈及高血压药物管理,非常感谢各位组员今天的参与,我们将会在未来几天跟你们联系,以便了解行动计划进行情况和解答疑问,也希望我们结成对子的组员互相提醒和督促,努力完成我们制定的一周行动计划。谢谢!"

2. 收回姓名卡

3. 解答组员提问

组长多留 10 min,回答组员的提问并收拾房间。

注意事项:组长应在未来一周联络组员以跟进他们的行动计划。组长可以把组员名单一分为二,组长、副组长各负责联络半数组员。

第九章 高血压自我管理第5次小组活动

目的
- 介绍常用降压药
- 介绍降压药的使用常识
- 学习八段锦第五式

目标
在这次活动结束时,每位组员应该能够:
- 了解常用降压药
- 掌握降压药使用常识
- 学会八段锦第五式
- 制定行动计划

准备
- 姓名卡、签到表、活动记录表
- 图9-1
- 黑板/白板、水笔、粉笔、笔擦
- 白纸、适量铅笔、纸巾
- 电脑、屏幕、音响、八段锦视频/音频
- 高血压常用药药盒若干

活动安排(在活动前张贴此活动安排)
- 活动1:反馈/解决问题(15 min)
- 活动2:了解常用降压药(20 min)
- 活动3:学习降压药使用常识(15 min)
- 活动4:学习八段锦第五式(20 min)
- 活动5:制定周行动计划(15 min)
- 活动6:总结(5 min)

活动1:反馈/解决问题(15 min)

1. 签到,分发姓名卡

2. 组长开场白

组长:"大家好,欢迎继续参与这次小组活动,首先我们汇报一下上周制定的行动计划

完成情况,每个组员都有机会分享自己完成行动计划的经验。我会先报告,接着是副组长。"

3. 组长示范

组长、副组长分别报告自己的行动计划完成情况,为组员示范如何简短报告。

4. 组员交流,组长在组员交流过程中给予相应的回应

组长:"现在听听大家报告行动计划。先从一位自愿的组员开始,然后轮流报告。报告的时候大家首先介绍自己上周的行动计划,再报告行动计划完成了多少。"

5. 解决问题

未完成行动计划的组员进行解决问题步骤。

活动2:了解常用降压药(20 min)

1. 组员交流

组长:"今天我们主要了解如何规范使用降压药。下面先请大家讲一讲自己服用降压药的情况,比如你目前用的降压药是什么,怎么吃,吃了以后感觉如何,血压控制情况怎么样。"

副组长先做示范。然后组员们按一定顺序(顺时针或者逆时针顺序)轮流讲。副组长记录大家发言情况。

2. 组长讲课

组长介绍五大类常用降压药的适应证、禁忌证和不良反应(图9-1,P141)。

(1)血管紧张素转化酶抑制剂(ACEI)(××普利)

① 适应证:心力衰竭、心肌梗死后、糖尿病、慢性肾病、蛋白尿患者。

② 禁忌证:双侧肾动脉狭窄、肌酐(Cr)≥3 mg/dL(265 μmol/L)的严重肾功能不全及高血钾的患者。

③ 不良反应:干咳、血管神经性水肿。

(2)血管紧张素受体拮抗剂(ARB)(××沙坦)

① 适应证:心力衰竭、心肌梗死后、糖尿病、慢性肾病、蛋白尿患者。

② 禁忌证:双侧肾动脉狭窄、肌酐(Cr)≥3 mg/dL(265 μmol/L)的严重肾功能不全及高血钾的患者。

③ 不良反应:血管神经性水肿。

(3)β受体阻滞剂(××洛尔)

① 适应证:心绞痛、心肌梗死后、快速性心律失常、心力衰竭。

② 禁忌证:严重心动过缓患者如心率<55次/min、病态窦房结综合征、二度或三度房室传导阻滞,哮喘患者。

③ 不良反应:心动过缓、支气管痉挛。

(4)钙通道阻滞剂(CCB)(××地平)(最常用于降压的是二氢吡啶类钙通道阻滞剂)

① 适应证:老年单纯收缩期高血压等。

② 禁忌证:无绝对禁忌。

③ 不良反应：头痛、踝部水肿。

（5）利尿剂（噻嗪类利尿剂较为常用）

① 适应证：老年人、单纯收缩期高血压及合并心力衰竭的患者。

② 禁忌证：痛风患者。

③ 不良反应：低钾血症。

活动 3：学习降压药使用常识（15 min）

1. 集体讨论

不同高血压患者的降压目标是什么？什么时机应开始药物治疗？高血压药物服药时间是几点？

所有组员讨论几分钟，请 3—4 名组员代表发言，副组长记录，组长进行补充总结。

（1）药物治疗时机：降压药物治疗的时机取决于心血管风险评估水平。在改善生活方式的基础上，血压仍超过 140/90 mmHg 和/或目标水平的患者应给予药物治疗；高危和很高危的患者，应及时启动降压药物治疗，并对并存的危险因素和合并的临床疾病进行综合治疗；中危患者，可观察数周，评估靶器官损害情况，改善生活方式，如血压仍不达标，则应开始药物治疗；低危患者，则可进行 1—3 个月的观察，密切随诊，尽可能进行诊室外血压监测，评估靶器官受损情况，改善生活方式，如血压仍不达标可开始降压药物治疗（结合图 6 - 2）。

（2）高血压患者的降压目标：一般高血压患者，血压降至 140/90 mmHg 以下，合并糖尿病或慢性肾脏疾病的患者可在 140/90 mmHg 的基础上再适当降低；65—80 岁的患者血压降至 150/90 mmHg 以下，如能耐受，可进一步降至 140/90 mmHg 以下；80 岁以上患者血压降至 150/90 mmHg 以下。

（3）血压达标要求：平稳达标、尽早达标和长期达标。

（4）服药时间：根据一天血压的走势图，选择服药时间。睡醒后，血压逐渐升高。服用药效持续 24 h 的长效降压药，1 天服 1 次药，早上 6:00—7:00 服用；服用药效持续 6—8 h 的中效降压药，1 天服 2 次药，早上 6:00—7:00 和下午 14:00—15:00 各 1 次。

2. 集体讨论

高血压药物用药有哪些常见误区？

所有组员讨论几分钟，请 3—4 名组员代表发言，副组长记录，组长进行补充总结。

（1）高血压无不适症状不用药，或者凭感觉用药：部分高血压患者无不适症状，但没有症状不代表对健康就没有损害。如不及时就医并进行生活方式管理和药物控制，血压升高不仅会造成肾、脑等脏器损害，严重的还会危及生命。

（2）血压正常了就停药：高血压治疗的目标就是长期保持平稳血压，血压正常是在生活方式管理和药物控制的双重作用下的结果，如果突然停药，无药物控制的血压会波动更大，从而引起心、脑、肾的损害。那么是不是所有高血压患者血压稳定后都不能停药呢？绝大部分患者需要终身服药，只有少部分患者，在血压稳定 1—2 年后，在专科医生的指导和严密的血压监测下，可适当逐渐减少降压药的种类和剂量。

（3）单纯依靠药物降压，忽视生活方式改变：部分患者认为，得了高血压只要坚持长期规律服药,就可以不关注生活方式干预。药物治疗应建立在健康生活方式的基础之上,合理膳食、适量运动、戒烟限酒和心理平衡是健康的四大基石。吸烟、过量饮酒、高盐高脂高热量饮食、缺乏身体活动、肥胖等不良生活方式如不加以控制,将继续损害血管,药物再好也起不到应有的作用。很多人服用两到三种降压药血压却难以达标正是因为此。目前的高血压防治指南、心血管代谢疾病的防治指南都强调了生活方式的重要性,因此高血压的治疗除了合理用药外,还要坚持健康的生活方式。

(4)偏信通过食疗、理疗降压,不规范服用降压药:食疗和理疗对于部分患者有轻微的降压疗效,但仅仅适用于预防高血压的正常人群。已经明确诊断了高血压的患者,一定要遵医嘱规范服药,食疗和理疗加以辅助,方能有效控制血压。不吃药,只靠食疗和理疗只会延误病情,加重高血压对身体的损害。

(5)只服药,不定期测量血压、不看效果:有的人认为,只要服用降压药,血压就会平稳,不用担心健康问题了。不监测血压,就不知道血压的变化情况,更不能保证血压长期稳定达标。血压受到情绪、饮食、身体活动、昼夜作息等多方面的影响。定期监测血压有助于了解药物作用和血压变化的情况,帮助医生更好地开展个体化指导,医生根据血压控制情况对用药和生活方式进行指导,更好地将患者血压控制在理想状态。

(6)自行购药服用,偏信广告用药:降压药的品种很多,每种药的机理和适应证、不良反应都不同。降压药作为处方药,需要医生根据患者的个体情况来开具,这样才是科学规范的用药方法。听信他人或者广告自行购买药物,直接使用他人药物或按照他人剂量服药是盲目的,对健康有害的,也是不安全的。

(7)相信有根治高血压的"灵丹妙药":高血压是不能根治的,所谓"灵丹妙药"都是骗人的。随着年龄的增加,人的血管弹性变差,正常人到了老年血压都会有所升高,更何况是高血压患者。高血压根本不可能根治。

活动4:学习八段锦第五式(20 min)

1. 复习预备式和第一式至第四式

播放八段锦教学视频,教学老师或组长带领学员复习预备式和第一式至第四式。

2. 讲解第五式

第五式:"摇头摆尾去心火"。做法:右脚开步站立,两腿微屈,两掌经两侧上举,两腿半蹲为马步,两臂向双腿降落,扶于膝关节上方;身体重心右移,俯身经过右脚面,重心放低,由尾骶骨带动上体向左旋转,经过左脚面。然后身体重心后移,上体后摇由右向左向前旋转,身体立起。一右一左做3次。

3. 带领组员学习八段锦

老师教学或者播放教学视频,组长辅以指导,带领组员练习八段锦预备式、第一式至第五式。

活动 5：制定周行动计划(15 min)

1. 组长引导语

组长:"现在我们要制定本周的行动计划。这是我们每周都会做的。行动计划是自己想做的事情,预计本周能完成的,是具体的行为,必须能回答做什么、做多少、什么时间做、每周做多少天、完成计划的信心。现在请大家结合今天所学的降压药使用常识来制定周行动计划。"

2. 组长示范行动计划

组长问副组长本周的行动计划是什么,副组长讲出他的行动计划,接着组长问副组长完成全部计划的自信心有多强。

3. 小组成员结对制定行动计划

请结伴同行的组员,每一组像组长和副组长示范的那样,利用 3 min 制定出周行动计划,并建议把行动计划写下来。

4. 组员交流行动计划

组长请一位自愿的组员报告他的行动计划,然后从他的左边或右边开始,请其他组员逐一报告。组员报告时,组长留心听(做什么、做多少、什么时间做、每周做多少天、信心),以便在过程中及时给予意见及提示。

活动 6：总结(5 min)

1. 组长和组员一起进行本次活动的回顾(回顾时可以问一下组员，做一些补充)

组长:"今天的活动基本结束,请大家共同回顾一下所学的主要内容。首先我们继续进行了解决问题的步骤,接着我们了解了常用降压药,学习了降压药的使用常识,我们还继续学习了八段锦第五式,最后我们大家制定了自己一周的行动计划。希望大家每天记下自己行动计划的进度,预备在下周小组活动中报告。下周我们将讨论高血压患者的情绪管理。非常感谢各位组员今天的参与,我们将会在未来几天跟你们联系,以便了解行动计划进行情况和解答疑问,希望我们结成对子的组员互相提醒和督促,努力完成我们制定的一周行动计划。谢谢!"

2. 收回姓名卡

3. 解答组员提问

组长多留 10 min,回答组员的提问并收拾房间。

注意事项:组长应在未来一周联络组员以跟进他们的行动计划。组长可以把组员名单一分为二,组长、副组长各负责联络半数组员。

第十章 高血压自我管理第 6 次小组活动

目的

- 向小组成员介绍负面情绪管理
- 学习处理负面情绪的技能
- 学习八段锦第六式

目标

在这次活动结束时,组员将能够:

- 了解常见的负面情绪
- 掌握处理负面情绪的方法
- 学会八段锦第六式
- 制定一周的行动计划

准备

- 姓名卡、签到表、活动记录表
- 图 10 - 1、图 10 - 2
- 黑板/白板、水笔、粉笔、笔擦
- 白纸、适量铅笔、纸巾
- 电脑、屏幕、音响、放松练习音频、八段锦视频/音频

活动安排(在活动前张贴此活动安排)

- 活动 1:反馈/解决问题(10 min)
- 活动 2:应对负面情绪(25 min)
- 活动 3:放松练习(15 min)
- 活动 4:学习八段锦第六式(20 min)
- 活动 5:制定周行动计划(15 min)
- 活动 6:结束(5 min)

活动 1:反馈/解决问题(10 min)

1. 签到,分发姓名卡

2. 组长开场白

组长:"大家好,欢迎继续参与这次小组活动,首先我们汇报一下上周制定的行动计划完成情况,每个组员都有机会分享自己完成行动计划的经验。我会先报告,接着是副

组长。"

3. 组长示范

组长、副组长分别报告自己的行动计划完成情况,为组员示范如何简短报告。

4. 组员交流,组长在组员交流过程中给予相应的回应

组长:"现在听听大家报告行动计划。先从一位自愿的组员开始,然后轮流报告。报告的时候大家首先介绍自己上周的行动计划,再报告行动计划完成了多少。"

5. 解决问题

未完成行动计划的组员进行解决问题步骤。

活动2:应对负面情绪(25 min)

1. 集体讨论

哪些情绪是负面情绪?

组长先讲一种负面情绪进行示范,然后请组员发言,副组长记录,组长进行完善总结。现代医学将情绪分为九类:兴奋、愉快、惊奇、悲伤、厌恶、愤怒、恐惧、轻蔑、羞愧。其中,兴奋和愉快是积极的情绪,惊奇是中性的情绪,剩余的6种是负面情绪。心理学上把焦虑、紧张、愤怒、沮丧、悲伤、痛苦等情绪统称为负面情绪。结合图10-1(P142)进行总结。

2. 组长讲课

组长:"今天我们主要来讨论怎么应对负面情绪。首先我们来了解一下健康的定义,世界卫生组织认为健康不仅仅是没有疾病或虚弱,而是一种生理、心理和社会适应的完好状态。躯体疾病容易导致产生负面情绪和心理疾病,良好的心理健康状况会促进身体健康。有些人患高血压后,往往会有焦虑、紧张、愤怒、沮丧、悲伤等不愉快的情绪,即我们通常所说的负面情绪出现。这些情绪体验是不积极的,身体也会有不适感,甚至会影响工作和生活的顺利进行,进而有可能引起身心伤害。下面我们来了解一下血压升高与心理状况互相影响的关系。"

(1)血压升高会导致躯体不适、精神紧张、生活困扰,产生焦虑、紧张、愤怒等负面情绪和应激心理压力。

(2)长期负面情绪和应激心理压力会影响人的身心健康,人体会将信息传递到下丘脑,引起神经-内分泌反应,导致肾上腺素、皮质醇等激素分泌增加,神经体液系统血压调节机制受到破坏,人们还会出现饮酒、暴饮暴食等行为的变化。

(3)肾上腺素、皮质醇激素分泌增加、不健康的生活方式会导致血压持续升高,加重病情,从而使病人心理应激压力大,心理应激压力大又不利于血压控制,因此陷入恶性循环。

因此高血压患者要学会管理好自己的情绪。其实负面情绪是很常见的,几乎每个人都会发生。我们不用害怕这些负面情绪,只要我们能够随时觉察、及时疏导自己的负面情绪,保持积极健康的心态,善于自我解脱,就能够避免负面情绪影响我们的健康。我们可能注意到,不同的人面对同样的事件,会出现不同的反应,比如有的人面对疾病会非常焦虑、担心,而有的人却能采取积极的方法去应对,一个重要的原因就是他们有着不同的思维方式。生活中遇到压力性事件,大多数人身体上会出现头疼、食欲不良、失眠等症状,心理方面也会有焦虑、担心等负面情绪,这是正常的反应。如果能正确看待身体、情绪反应以及已经发生的负面事件,然后逐步调整自己的心态,积极解决存在的问题,那就是适应性的思维方式,是适当的反应;但如果长期沉湎于负面情绪中不可自拔,不能正确看待负面事件的发生,这就是负性的自动思维,是不适当的反应。我们要及时发现负性思维模式,继而代之以健康的思维方式。应对负面情绪我们可以采取以下的方法:

(1) 建立积极的思维方式:发现并且矫正负面的情绪,用积极的思维方式代替负性思维。积极的情绪和观念包括接纳、合作、自信、赞美、鼓励、放松、原谅、希望、友善、爱等。

(2) 培养业余爱好:培养读书、画画、运动锻炼、下棋等爱好。

(3) 获得社会支持:有可以谈心的朋友,能够获得社区信息,有归属感。

(4) 放松训练和冥想等。

3. 组员交流应对负面情绪的经验和体会

组长请组员回忆一下自己在生活中有过什么负面情绪,是由什么原因造成的,自己是怎么应对的。请几位组员交流经验,组长在白板上进行记录,最后归纳总结应对负面情绪的方法(结合图 10-2 讲解,P143)。

(1) 健身活动。

(2) 放松活动。

(3) 祈祷或冥想。

(4) 打电话向朋友倾诉或与他人交谈。

(5) 听音乐。

(6) 看电影或电视。

(7) 离开住所参与社交活动。

(8) 帮助别人或参加义务劳动。

(9) 做一些自己一直想做而未做的事情。

(10) 写下自己的感受。

(11) 写出或回忆生命中感恩或者愉快的事。

活动 3:放松练习(15 min)

1. 组长引导语

组长:"前面我们已经讨论了应对负面情绪的一些方法,常用的应对负面情绪的有效方法包括深呼吸缓解法、肌肉放松法和运动等,下面我们来实践一下。"

2. 深呼吸缓解法练习

组长介绍深呼吸的操作步骤,带领组员练习 2—3 次。

深呼吸缓解法操作步骤:

(1) 身体直立,首先缓慢抬起双臂,同时用鼻子慢慢地吸气,尽量把空气往胸腔吸,直到腹部鼓起来。

(2) 呼气时,先收缩胸部,再收缩腹部,通过鼻子缓慢地呼气,尽量排出肺内空气,呼气时间要尽量长。

(3) 反复进行吸气、呼气,每次 3—5 min。

(4) 保持节奏舒缓,不要强求自己。

3. 肌肉放松法简单讲解

我们在休息的时候会因思想仍然没有停止、肌肉变得紧张而不能好好休息。放松练习是运用思考，将注意力集中在呼吸上，然后从身体的每个部分找出绷紧的地方，通过呼吸把压力释放出来。如果有些组员出于个人原因不喜欢参加这类活动或其他思想技巧的练习，也可以不参加，可离开房间或安静地坐着。

4. 播放音频或读出肌肉放松讲稿，进行放松练习

肌肉放松讲稿

当你正处于一个舒服的姿势时，让你的身体开始下沉于承托你的平面上（可能是椅面或地面），然后慢慢闭上眼睛。接着，将注意力集中在呼吸上。吸气——让吸入的空气逐渐地到达你的腹部，然后呼出——再做一次，吸入——然后呼出——留意你呼吸的自然韵律。

现在将注意力集中于双脚。由脚趾开始，留意一下你感受到什么——温暖、凉快又或者是其他的感觉，感受一下。运用你的想象力，想象一下当你吸入空气时，这呼吸一直到你的脚趾，带来新鲜空气。现在再感受一下在脚下的感觉，不需要理会这究竟是哪一种感觉，只需用心去感受此刻脚下的感觉，并让你整个人柔软舒适地被地面或椅面承托着。

接着专注于你的小腿及膝盖。这些部位的关节及肌肉经常活动，但我们却都没有注意它们的状况。现在把你的呼吸带到膝盖、小腿及脚踝，注意有什么感觉出现，看你是否可继续停留在这感受中。吸入新鲜空气，然后呼出压力、紧张，同时让肌肉松弛，变得柔软。

现在将注意力转移到大腿及臀部的骨骼、肌肉及关节。吸入空气至大腿，注意此刻你所感受到的，或许是温暖、凉快、沉重或轻松。你此刻可能感觉到承托你的表面接触，又或是你的血液流动，无论那感觉是什么，重要的是你现在学习如何放松。当你吸入——呼出——每一下的呼吸变得更深、更深（更深地吸入，更深地呼出）。

把注意力转移到你的胸部及背部。留意到空气充满着胸部及背部，注意那感觉，不要判断或思考，纯粹留意此时此刻的感觉。当你吸入空气时，让新鲜的空气为肌肉、骨骼及关节带来滋润，然后呼出张力和压力。

现在专注于颈部、肩膀、手臂及手掌，吸入空气由颈部及肩膀一直至手指尖，不需太刻意去松弛，只需留意此刻你在这些位置所感受到的感觉。

现在把注意力转移至你的面部及头部，从头的后部开始，注意它的感觉，然后沿着你的头皮，再到你的前额，然后开始留意你眼部周围、脸颊及颚部。当你吸入新鲜的空气时，继续让你的肌肉放松及变得柔软，然后再呼出紧张与压力。

吸气时，让新鲜空气充满你的全身，由脚底至头顶，然后呼出所有剩余的压力和张力。现在用一点时间去享受呼吸中的寂静，吸入——呼出——保持清醒、放松及静止。

身体放松练习现在到了尾声，我们将回到这房间，带着你感受到的放松、舒适、平静——任何你所感受到的。你知道你可选择在任何你认为合适的时间及地点来做练习。当你准备好，你可以张开眼睛。

建议身体放松练习放在休息时间或在运动后舒缓时进行。

活动 4：学习八段锦第六式(20 min)

1. 复习预备式和第一式至第五式

播放八段锦教学视频,教学老师或组长带领学员复习预备式和第一式至第五式。

2. 讲解第六式

第六式:"两手攀足固肾腰"。做法:两腿挺膝站立,两臂向前向上举起,掌心向前,目视前方。两臂屈肘,两掌心向下,按至胸前,两掌反穿至背后,沿着脊背向下摩运至臀部,同时上体前屈,两掌沿腿至脚面,两膝挺直,目视前下方。两掌前举上升,脊柱随之升起。一上一下为 1 次,共做 6 次。

3. 带领组员学习八段锦

老师教学或者播放教学视频,组长辅以指导,带领组员练习八段锦预备式、第一式至第六式。

活动 5：制定周行动计划(15 min)

1. 组长引导语

组长:"现在我们要制定本周的行动计划。这是我们每周都会做的。本周行动计划大家可以结合应对负面情绪的方法来制定,同时坚持前期制定的计划。"

2. 组长示范行动计划

组长问副组长本周的行动计划是什么,副组长讲出他的行动计划,接着组长问副组长完成全部计划的自信心有多强。然后两人交换角色。

3. 小组成员结对制定行动计划

请结伴同行的组员,每一组像组长和副组长示范的那样,利用 3 min 制定出周行动计划,并建议把行动计划写下来。

4. 组员交流行动计划

组长请一位自愿的组员报告他的行动计划,然后从他的左边或右边开始,请其他组员逐一报告。组员报告时,组长留心听(做什么、做多少、什么时间做、每周做多少天、信心),以便在过程中及时给予意见及提示。

活动 6：总结(5 min)

1. 组长和组员一起进行本次活动的回顾(回顾时可以问一下组员，做一些补充)

组长:"今天的活动基本结束,请大家共同回顾一下所学的主要内容。首先我们学习了常见的负面情绪以及血压升高与心理状况互相影响的关系,产生负面情绪的原因(与负性思维有关,要建立积极的思维方式),交流了应对负面情绪的经验和体会,总结了应对负面情绪的方法(健身活动、放松活动、祈祷或冥想、打电话向朋友倾诉或与他人交谈、听音乐、看电影或电视、离开住所参与社交活动、帮助别人或参加义务劳动、做一些自己一直想做而未做的事情、写下自己的感受、写出或回忆生命中感恩或者愉快的事等），并练习了深呼吸缓解法、肌肉放松法和八段锦。最后大家制定了自己的一周行动计划。希望大家每天记下自己行动计划的进度，预备在下周小组活动中报告。下周我们将讨论高血压患者血脂血糖控制和抗血小板治疗知识要点。非常感谢各位组员今天的参与，我们将会在未来几天跟你们联系，以便了解行动计划进行情况和解答疑问。希望我们结成对子的组员互相提醒和督促，努力完成我们制定的一周行动计划。谢谢！"

2. 收回姓名卡

3. 解答组员提问

组长多留 10 min，回答组员的提问并收拾房间。

注意事项：组长应在未来一周联络组员以跟进他们的行动计划。组长可以把组员名单一分为二，组长、副组长各负责联络半数组员。

第十一章　高血压自我管理第7次小组活动

目的

- 介绍高血压患者血脂、血糖控制知识要点
- 介绍高血压的抗血小板治疗
- 学习八段锦第七式

目标

在这次活动结束时，每位组员应该能够：

- 了解高血压患者血脂、血糖控制的知识要点
- 了解高血压的抗血小板治疗要点
- 学会八段锦第七式
- 制定行动计划

准备

- 姓名卡、签到表、活动记录表
- 图 11-1、图 11-2、表 11-1、表 11-2
- 黑板/白板、水笔、粉笔、笔擦
- 白纸、适量铅笔、纸巾
- 电脑、屏幕、音响、八段锦视频/音频

活动安排（在活动前张贴此活动安排）

- 活动 1：反馈/解决问题（15 min）
- 活动 2：学习血脂、血糖控制知识要点（25 min）
- 活动 3：学习高血压抗血小板治疗知识要点（10 min）
- 活动 4：学习八段锦第七式（20 min）
- 活动 5：制定周行动计划（15 min）
- 活动 6：总结（5 min）

活动 1：反馈/解决问题（15 min）

1. 签到，分发姓名卡

2. 组长开场白

组长："大家好，欢迎继续参与这次小组活动，首先我们汇报一下上周制定的行动计划完成情况，每个组员都有机会分享自己完成行动计划的经验。我会先报告，接着是副

组长。"

3. 组长示范

组长、副组长分别报告自己的行动计划完成情况,为组员示范如何简短报告。

4. 组员交流,组长在组员交流过程中给予相应的回应

组长:"现在听听大家报告行动计划。先从一位自愿的组员开始,然后轮流报告。报告的时候大家首先介绍自己上周的行动计划,再报告行动计划完成了多少。"

5. 解决问题

未完成行动计划的组员进行解决问题步骤。

活动 2:学习血脂、血糖控制知识要点(25 min)

1. 组长引导语

组长:"今天我们要重点讨论一下高血压患者如何控制血脂和血糖水平。首先我们统计一下在座的组员有多少人合并有血脂异常,有多少人合并有糖尿病。"先请有血脂异常的组员举手,副组长记录人数,然后再请有糖尿病的组员举手,副组长记录人数。组长:"经统计,在座有××名组员,合并有血脂异常的有××名组员,合并有糖尿病的有××名组员。"

2. 集体讨论

组员交流自己的血脂和血糖控制目标应该是多少,是否达标,如果没有达标,是如何进行调脂和控制血糖的(比如吃调脂药、糖尿病药物和生活方式调整)。组员积极思考后发言,副组长进行记录。

3. 组长讲课

组长:"高血压治疗的根本目标是降低发生心、脑、肾及血管并发症和死亡的风险,尤其是发生心血管病(包括脑血管病)的风险。2017 年数据显示,脑血管疾病、缺血性心脏病是导致我国人群寿命年损失、缩短生命长度的前 2 位死因。烟草使用、合适膳食、身体活动、健康体重和健康心理是心血管健康影响因素,高血压、血脂异常、糖尿病等是心血管病的危险因素。"

高血压患者合并血脂异常和高血糖很常见,同时还往往合并其他多种代谢性心血管危险因素,如肥胖、脂肪肝、蛋白尿、高尿酸血症等。这些因素促进并加剧心血管风险发生和发展,严重威胁人们的健康。因此高血压患者要积极控制好血脂和血糖水平,降低心血管疾病发病风险。下面我们来学习一下控制血脂和血糖水平的知识要点:

(1)血脂控制目标:高血压患者每年至少测量 1 次血脂,将降低低密度脂蛋白(LDL-C)作为血脂控制的首要目标。一般来说,建议高血压患者低密度脂蛋白控制在 3.4 mmol/L 以下。已患冠心病、缺血性卒中、外周动脉粥样硬化病、慢性肾病的高血压患者建议将低密度脂蛋白控制在 1.8 mmol/L 以下。高血压合并糖尿病、严重胆固醇血症(TC≥7.2 mmol/L 或 LDL-C≥4.9 mmol/L)以及以下危险因素(吸烟、HDL<1 mmol/L、≥45 岁男性或≥55 岁女性)中 2 项的患者,建议将低密度脂蛋白控制在 2.6 mmol/L 以下(结合表 11-1 进行描述)。

表 11 - 1　血脂控制目标

高血压合并疾病/情况	LDL-C 目标值
冠心病	<1.8 mmol/L
缺血性卒中	
外周动脉粥样硬化病	
慢性肾病	
糖尿病	<2.6 mmol/L
TC≥7.2 mmol/L 或 LDL-C≥4.9 mmol/L	
吸烟＋HDL<1 mmol/L	
吸烟＋≥45 岁男性或≥55 岁女性	
HDL-C<1 mmol/L＋≥45 岁男性或≥55 岁女性	
LDL-C≥3.4 mmol/L(不符合上述情况)	<3.4 mmol/L

注:TC—总胆固醇;LDL-C—低密度脂蛋白胆固醇;HDL-C—高密度脂蛋白胆固醇。

（2）血糖控制目标:空腹血糖 4.4—7.0 mmol/L,餐后 2 h 血糖或高峰值血糖＜10.0 mmol/L,糖化血红蛋白(HbA1c)检测值＜7%。容易发生低血糖、病程长、老年人、合并症或并发症多的患者,血糖控制目标可以适当放宽。

（3）血脂控制方法:高血压患者血脂水平如不能达标,应坚持健康的生活方式,包括健康饮食、规律运动、远离烟草和保持理想体重。

药物治疗时机:ASCVD 风险低中危高血压患者,严格实施生活方式干预 6 个月后,血脂水平仍不能达到目标值者,应在医生指导下服用他汀类调脂药物。ASCVD 风险中危以上的高血压患者,应立即启动他汀治疗。初始用药患者 6 周内应复查血脂、转氨酶和肌酸激酶;无不良反应者 6—12 个月复查 1 次。

（4）血糖控制方法:规范使用降糖药或者注射胰岛素;减少血糖波动,防止低血糖发作;坚持健康的生活方式。

4. 控制血脂和血糖的生活方式干预方法

（1）减少饱和脂肪酸、胆固醇以及反式脂肪酸的摄入:饱和脂肪酸来源于动物脂肪和内脏,常见高胆固醇食物有动物内脏、禽类蛋黄、鱼子、蟹黄及鱿鱼等软体类海鲜,富含反式脂肪酸的食物有饼干、薯条、蛋糕等。血脂异常者尽量少吃以上食物(结合图 11 - 1,P144)。

（2）多吃有助于降低血脂的食物,如植物固醇和可溶性纤维素。

（3）少食多餐,吃血糖生成指数低的食物(表 11 - 2)。

（4）坚持进行规律的有氧运动,在身体条件允许的情况下,推荐每天进行 30 min 快走、骑自行车等运动,运动强度达到运动时微微出汗、心跳加快、能说话但不能唱歌的状态。控制血糖建议每周进行 2—3 次抗阻力锻炼。

（5）控制体重,避免肥胖。

（6）戒烟,限酒。

表 11－2　不同食物的血糖生成指数(GI)

食物名称	GI	食物名称	GI	食物名称	GI	食物名称	GI
大米饭	83	土豆(煮)	66	猕猴桃	52	扁豆	38
馒头(富强粉)	88	甘薯(红,煮)	77	葡萄	43	四季豆	27
白面包	106	芋头(蒸)	48	柑橘	43	芹菜	<15
面包(全麦粉)	69	山药	51	梨	36	绿豆	27
面条(小麦粉,湿)	82	南瓜	75	苹果	36	花生	14
烙饼	80	藕粉	33	鲜桃	28	酸奶	48
油条	75	苏打饼干	72	柚子	25	牛奶	28
玉米(甜,煮)	55	西瓜	72	樱桃	22	麦芽糖	105
小米饭	71	菠萝	66	葡萄干	64	绵白糖	84
荞麦面条	59	香蕉(熟)	52	胡萝卜	71	蜂蜜	73

说明:血糖生成指数>70 为高血糖生成指数食物,55—70 为中血糖生成指数食物,<55 为低血糖生成指数食物。

活动 3：学习高血压抗血小板治疗知识要点(10 min)

1. 组长讲课

组长:"高血压治疗的根本目标是降低高血压的心、脑、肾与血管并发症发生和死亡的风险。抗血小板治疗可有效降低心血管事件风险 19％—25％,高血压防治指南中推荐对高血压伴有缺血性心脑血管病(冠心病、缺血性卒中、外周动脉粥样硬化病)的患者进行抗血小板治疗,血压稳定控制在 150/90 mmHg 以下,建议服用阿司匹林 75—100 mg,每日 1 次(活动性胃溃疡或消化道出血、过敏者禁用)。不能耐受阿司匹林者可用氯吡格雷(75 mg/d)代替。"

2. 组员交流

根据组长讲课内容,请 3—4 名组员交流自己接受抗血小板治疗的情况,组长对组员提出的问题进行解答。

> ＊扩展学习：高血压患者心血管病 10 年风险和终生风险评估
>
> 　1. 介绍
>
> 　　2016 年,我国学者利用中国动脉粥样硬化性心血管疾病风险预测(prediction for ASCVD risk in China,China-PAR)研究新近随访的大样本队列数据,建立了用于心血管病 10 年风险和终生风险评估的 China-PAR 模型,并提出了适合中国人的风险分层标准。
>
> 　　(1) 心血管病 10 年风险:
>
> 　　① <5.0％定义为低危;
>
> 　　② 5.0％—9.9％定义为中危;
>
> 　　③ ≥10.0％定义为高危。

（2）心血管病终生风险预测模型（终生风险，指从当前年龄生存至85岁的心血管病风险）：

① 终生风险<32.8%——终生风险低危；

② 终生风险≥32.8%——终生风险高危。

2. 心血管病风险评估流程（图11-2）

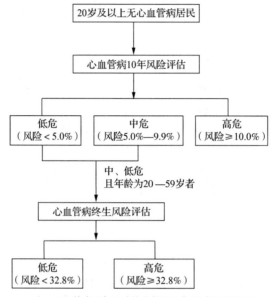

注：心血管病10年风险指个体在10年内首次发生心血管病的风险，心血管病终生风险指个体终生（至85岁）首次发生心血管病的风险。

图11-2 20岁及以上居民心血管病风险评估流程

（1）登录网站（http://www.cvdrisk.com.cn）或使用手机"心脑血管风险"App。

（2）输入11项参数信息：性别、年龄、现居住地区、腰围、TC、HDL-C、当前血压水平、是否服用降压药、是否患糖尿病、现在是否吸烟、是否有心脑血管病家族史。

（3）自动反馈风险评估结果，并给出健康指导。结果可下载打印。

活动4：学习八段锦第七式（20 min）

1. 复习预备式和第一式至第六式

播放八段锦教学视频，教学老师或组长带领学员复习预备式和第一式至第六式。

2. 讲解第七式

第七式："攒拳怒目增气力"。做法：左脚向左开步，脚蹬马步，两掌握拳于腰侧，大拇指在内，拳眼向上。左拳向前冲出，拳眼向上，怒目而视，左拳变掌，再旋腕握固成拳，收回腰处。一左一右做3次。

3. 带领组员学习八段锦

老师教学或者播放教学视频，组长辅以指导，带领组员练习八段锦预备式、第一式至第七式。

活动 5：制定周行动计划(15 min)

1. 组长引导语

组长："现在我们要制定本周的行动计划。这是我们每周都会做的。行动计划是自己想做的事情,预计本周能完成的,是具体的行为,必须能回答做什么、做多少、什么时间做、每周做多少天,完成计划的信心。大家可以结合今天所学来制定周行动计划,也可以维持或者强化上周的计划。"

2. 组长示范行动计划

组长问副组长本周的行动计划是什么,副组长讲出他的行动计划,接着组长问副组长完成全部计划的自信心有多强。

3. 小组成员结对制定行动计划

请结伴同行的组员,每一组像组长和副组长示范的那样,利用 3 min 制定出周行动计划,并建议把行动计划写下来。

4. 组员交流行动计划

组长请一位自愿的组员报告他的行动计划,然后从他的左边或右边开始,请其他组员逐一报告。组员报告时,组长留心听(做什么、做多少、什么时间做、每周做多少天、信心),以便在过程中及时给予意见及提示。

活动 6：总结(5 min)

1. 组长和组员一起进行本次活动的回顾(回顾时可以问一下组员，做一些补充)

组长："今天的活动基本结束,请大家共同回顾一下所学的主要内容。首先我们继续进行了解决问题的步骤,接着我们学习了高血压的抗血小板治疗与血脂、血糖的管理,此外我们还学习八段锦第七式,最后我们大家制定了自己一周的行动计划。希望大家每天记下自己行动计划的进度,预备在下周小组活动中报告。下周我们将讨论高血压患者如何戒烟、限酒、控体重。非常感谢各位组员今天的参与,我们将会在未来几天跟你们联系,以便了解行动计划进行情况和解答疑问,希望我们结成对子的组员互相提醒和督促,努力完成我们制定的一周行动计划。谢谢!"

2. 收回姓名卡
3. 解答组员提问

组长多留 10 min,回答组员的提问并收拾房间。

注意事项:组长应在未来一周联络组员以跟进他们的行动计划。组长可以把组员名单一分为二,组长、副组长各负责联络半数组员。

第十二章　高血压自我管理第 8 次小组活动

目的

- 介绍戒烟、限酒技能
- 介绍体重管理
- 学习八段锦第八式

目标

在这次活动结束时,每位组员应该能够:

- 了解戒烟、限酒技能
- 学会管理体重
- 学会八段锦第八式
- 制定行动计划

准备

- 姓名卡、签到表、活动记录表
- 图 12 - 1、图 12 - 2、图 12 - 3、图 12 - 4、表 12 - 1
- 黑板/白板、水笔、粉笔、笔擦
- 白纸、适量铅笔、纸巾
- 电脑、屏幕、音响、八段锦视频/音频
- 控烟宣教片、带刻度的杯子(量具)、体重秤、腰围尺、BMI 转盘

活动安排(在活动前张贴此活动安排)

- 活动 1:反馈/解决问题(15 min)
- 活动 2:学习戒烟、限酒技能(20 min)
- 活动 3:学习体重管理(15 min)
- 活动 4:学习八段锦第八式和收式(20 min)
- 活动 5:制定周行动计划(15 min)
- 活动 6:总结(5 min)

活动 1：反馈/解决问题(15 min)

1. 签到，分发姓名卡

2. 组长开场白

组长:"大家好,欢迎继续参与这次小组活动,首先我们汇报一下上周制定的行动计划

完成情况,每个组员都有机会分享自己完成行动计划的经验。我会先报告,接着是副组长。"

3. 组长示范

组长、副组长分别报告自己的行动计划完成情况,为组员示范如何简短报告。

4. 组员交流,组长在组员交流过程中给予相应的回应

组长:"现在听听大家报告行动计划。先从一位自愿的组员开始,然后轮流报告。报告的时候大家首先介绍自己上周的行动计划,再报告行动计划完成了多少。"

5. 解决问题

未完成行动计划的组员进行解决问题步骤。

活动 2：学习戒烟、限酒技能(20 min)

1. 组长引导语

组长:"今天我们要重点讨论一下如何戒烟、限酒。首先我们统计一下在座的组员有多少人现在吸烟(平均每周至少吸 1 支香烟),有多少人现在饮酒(平均每个月饮酒至少 1 次)。"先请吸烟的组员举手,副组长记录人数,然后再请饮酒的组员举手,副组长记录人数。组长:"经统计,在座有××名组员,吸烟的组员有××名,饮酒的组员有××名。"

2. 组长讲课

组长:"吸烟和饮酒都是不健康的生活方式,会对人们的健康造成很大的危害,对于高血压患者而言,吸烟和饮酒不利于血压的控制,大大增加心脑血管疾病的发生率和死亡率。"

(1) 吸烟的危害:烟草烟雾中有 7 000 多种有害物质、至少有 69 种已知致癌物质,可能导致 20 多种癌症,引发多种呼吸系统疾病;堵塞血管,引发发心脏病、中风和外周血管疾病,危害口腔健康,并降低生育能力,缩短寿命,增加个人和家庭的经济负担。二手烟还会危害家人健康,尤其是儿童,二手烟暴露导致儿童肺功能下降,增加哮喘、肺炎和支气管炎等疾病的发生及恶化风险[结合图 12 - 1(P145)和控烟视频进行讲解]。

① 吸烟对血压的影响:烟草中的尼古丁等有害物质进入血液会引起交感神经兴奋、氧化应激、血管内膜损害、血管壁增厚、动脉硬化,从而导致血压升高,增加冠心病、脑卒中、猝死、外周血管病发生的风险。

② 吸烟对高血压药物的影响:吸烟可降低高血压患者对降压药的敏感性,使降压效果不理想,甚至需要加大药物剂量。

(2) 饮酒的危害:酒的主要成分是乙醇(酒精)和水。长期过量饮酒会对中枢神经系统、心脑血管系统、消化系统等造成损害,严重危害健康(结合图 12 - 2 进行讲解,P146)。

什么是过量饮酒? 包括危险饮酒(酒精量男性 41—60 g,女性 21—40 g)和有害饮酒(酒精量男性 60 g 以上,女性 40 g 以上)。

单次大量饮酒可导致脑卒中等心脑血管疾病急性发作、急性酒精中毒和意外伤害发生。长期过量饮酒可增加多种疾病的患病风险,如高血压、酒精性肝炎、肝硬化、胃溃疡、胆囊炎、末梢神经损害、癫痫、恶性肿瘤等躯体疾病,以及抑郁症、焦虑症、慢性酒精中毒性精神障碍等精神心理疾病。长期过量饮酒还能导致人格改变,表现为以自我为中心,对家庭成员缺少关心照料,责任感降低,对工作不认真负责等,此外还可导致交通事故和暴力事件增加。

① 酒精对血压的影响:过量摄入酒精使交感神经兴奋性增加,心跳加快,心肌耗氧量增大,血压波动大,同时促使外周血管收缩,外周血管阻力增加,从而升高血压,同时血管受损、硬化,中风、心梗等心脑血管事件增加。

② 酒精对高血压药物的影响:酒精使肝微粒体氧化酶灭活,从而损伤肝细胞对许多药物的代谢和解毒功能,使血药浓度升高,从而使血压波动增加,疗效减弱,不良反应增强,可对抗降压药的作用使血压不易控制。

3. 集体讨论

组长:"你有过戒烟或限酒的想法吗? 你是如何戒烟、限酒的? 戒烟、限酒的关键是什么?"

组员思考几分钟回答,副组长记录,组长进行归纳总结(结合图 12-3,P147),并用量具现场演示各类酒限量的具体体积。

(1) 戒烟的关键:

① 自制力:自始至终的自制力是成功的关键,无论在什么情况下,用毅力克制自己,哪怕一小口也不吸。

② 少饮酒:饮酒容易导致复吸。在戒烟期间应该减少饮酒或不饮酒。

③ 家人朋友共同戒烟:如果您家里还有人吸烟,应鼓励他们一起戒烟。如果不行,就要为自己制定一个特殊计划,在有人吸烟的时候保持自制。

④ 时常提醒:把吸烟的危害和戒烟的决心写在纸上,在想吸烟的时候多看看。

⑤ 减少可能导致吸烟的机会:刚开始戒烟时要避免受到吸烟的引诱,避免去那些可能有人吸烟的场所。如果有朋友邀请您参加聚会,而参加聚会的人都吸烟,那么至少在戒烟初期应婉言拒绝参加此类聚会,直到自己觉得没有烟瘾为止。

⑥ 经受得住重新吸烟的考验:戒烟后又吸烟不等于戒烟失败,吸了一口或一支烟后并不是"一切都完了",但要仔细分析重新吸烟的原因,避免以后再吸。很多人戒烟一段时间后,偶尔吸了一支,就会产生沮丧、后悔等心理,甚至因此丧失了成功的信心,放弃了戒烟。其实,戒烟后偶尔吸一支并不意味着失败,而是仍然在成功的路上,关键是分析一下自己为什么又会吸这支烟,下次如何避免。

⑦ 永远充满信心:我们应该认识到,虽然戒烟并不容易,但已经有上百万吸烟者成功戒烟。

⑧ 必要时求助医生:戒烟后产生的一些生理症状主要是由于吸烟者体内的尼古丁浓度突然下降,尤其是成瘾性较高的吸烟者,在戒烟后这些症状会更加明显,成为戒烟的最大障碍。尼古丁替代疗法(NRT)是目前最常用的戒烟药物治疗方法之一。

(2) 限酒的知识和技巧:高血压患者非必要不饮酒。如需饮酒,应控制酒精量,酒精量男性不超过 25 g,女性不超过 15 g,相当于葡萄酒不超过 100—150 mL(相当于 100—150 g)、啤酒不超过 250—500 mL(250—500 g)、白酒不超过 25—50 mL(25—50 g),女性减半。孕妇不饮酒。避免"一口干""干杯",不饮烈酒。

活动3：学习体重管理（15 min）

1. 组员交流

组员们谈谈对体重的看法，包括对自己体重状况的自我评价、超重/肥胖的危害，控制体重的经验。

副组长做示范，然后组员按一定顺序轮流发言，组长提炼组员发言要点，副组长记录组员发言。

2. 组长讲课

组长："体重是评价人体营养和健康状况的重要指标，吃动平衡是保持健康体重的关键。体重过重，甚至肥胖是能量代谢失衡所导致的体脂过度积聚。现代医学认为肥胖是一种慢性代谢性疾病，可引发动脉粥样硬化、胰岛素抵抗和血脂异常等多种代谢综合征。"

超重和肥胖是高血压患病的重要危险因素。研究发现随着体质指数（BMI）的增加，超重组和肥胖组的高血压发病风险是体重正常组的 1.16—1.28 倍。超重和肥胖与高血压患病率的关联最显著。中心性肥胖与高血压的关系较为密切，随着内脏脂肪指数的增加，高血压患病风险增加。此外中心性肥胖与代谢综合征密切相关，可导致糖、脂代谢异常。

对于超重、肥胖的高血压患者，减轻体重对高血压的治疗有帮助。研究表明，每减少 1 kg 体重，收缩压可降低 4 mmHg。

既然体重和血压密切相关，那我们应该学习如何正确评价体重。

刚才大家在集体讨论的环节对自己体重情况做了初步的评价，那么到底按照什么评价方法才是最科学规范的？我们要关注 3 项指标：

（1）体重指数（BMI）：是衡量肥胖和标准体重的重要指标（表 12-1）。

计算公式：BMI＝体重（kg）÷身高²（m²）

表 12-1　BMI 的评判标准

BMI 分类	中国参考标准/(kg/m²)
偏瘦	<18.5
正常	18.5—23.9
超重	24—27.9
肥胖	≥28

适用范围：18—65 岁的成人，正常的 BMI 应为 18.5—23.9 kg/m²。65 岁及以上老年人的正常范围可适当放宽标准至 26.5 kg/m²。

计算 BMI 的方法很简单，只要知道自己的身高和体重就能计算出结果。

身高的测量：身高的测量需要用到身高计。

测量方法：调查对象脱去鞋、帽子和厚重衣服，松开发髻、发辫等，取出随身携带物品，穿单衣裤，采取立正姿势，挺胸收腹，脚跟靠拢，脚尖分开约 60°，站在身高计的底板上,双膝挺直,尽量并拢,两眼平视正前方,脚跟、臀部和两肩胛骨间连线中点三个点同时接触立柱,手臂自然垂于身体两侧,掌心朝向大腿。测量人员下移水平板轻压受试者头顶正中,然后视线与水平板平齐,读数,记录时以厘米(cm)为单位,精确到小数点后一位。

体重的测量:体重的测量需要用到体重计。

测量方法:开机,仪器进入工作状态后,受试者穿单衣裤,赤足自然站立在体重计踏板的中央,保持身体平稳,等体重计显示屏读数稳定后记录数值,记录时以千克(kg)为单位,精确到小数点后一位。

计算 BMI 时,我们需要把身高换算成以米(m)为单位,按照 BMI 的计算公式即可算出个人的 BMI,保留 1 位小数,对照表格,可以做出相应评价。

(2)腰围:腰围是中心性肥胖(又称腹型肥胖)程度评估的重要指标。成年人腰围的正常范围是男性<90 cm,女性<85 cm。如果男性腰围≥90 cm,女性腰围≥85 cm,则可以判定为中心型肥胖(腹型肥胖)。所谓中心性肥胖是指脂肪在腹壁和腹腔内蓄积过多,中心性肥胖是导致多种慢性病的重要危险因素。

腰围的测量:腰围的测量需要用到腰围皮尺。

测量方法:腰围是指脐上 1 cm 处躯体的周径。测量对象身体自然站立,两肩放松,双臂自然下垂于身体两侧,双脚合并(两腿均匀负重),露出腹部皮肤,平缓呼吸,不要收腹或屏气。测量者将腰围皮尺经测量对象脐上1cm 处水平绕一周,测量时腰围皮尺应在同一水平线上,松紧度应适宜,腰围皮尺上与"0"刻度重叠点的数值即为测量值。测量人员记录数值,记录时以厘米(cm)为单位,精确到小数点后一位。测量人员的手指不应扣在腰围皮尺内侧与测量对象皮肤相接触。

(3)体脂率:体脂率是指人体内脂肪质量在人体总体重中所占的比例,又称体脂百分数,它反映人体内脂肪含量的多少。

体脂率目前国内还没有统一的标准,我国部分文献研究采取了以下标准:正常男性体脂率<25%,正常女性体脂率<35%,仅作参考。

体脂率的测量方法:

① 双能 X 射线吸收法(DXA):是体脂率测量的金标准,但是专业性强,需要在具备相应仪器的医院测量,并由专业医生根据测量结果计算出最终结果。

② 生物电阻抗分析法(BIA):生物电阻抗分析法是根据不同身体成分的电流电导性差异对身体成分进行推测的方法。市面上有很多类型的体脂仪,大部分原理是一样的,通过测量获得的电阻值和公式推导得出最终结果。由于其安全、简便,而且对体脂率的估计准确度要大于皮褶厚度测量的推测值,目前市场应用较广泛。

各种类型的体脂仪测量步骤有所区别,大致步骤有:输入测量对象出生日期、身高等信息;待仪器正常启动后,测量对象光脚站在仪器底座上,并按照脚形电极的形状踩在电极上(有手部电极的,需要双手握住手柄);测试过程中不能说话或者移动;测试结束,仪器对测量值进行分析并给出结果。

注意事项:不得携带手机、手表等金属物品,严禁装有心脏起搏器或固定钢钉的人员测量;尽量穿单衣单裤,以便精准测量体重;测量过程中手脚不得离开电极,身体不能随意晃动;在餐后2小时且无剧烈运动的前提下进行测量。测量结果受水摄入和排出的影响较大。

3. 实践环节

组长带领大家一起计算组员的BMI值,测量腰围,并根据标准进行准确评价。有条件的地区可以用便携式的体脂仪帮助大家测量体脂率。

组长与副组长搭档演示身高、体重、腰围和体脂率的测量方法。然后,结对的组员在组长的指导下学习测量方法,测量完成后,准确记录测量值。

BMI可以根据公式用计算器计算出结果,再根据BMI的评判标准对体重进行评估,也可以使用BMI转盘直接获得结果。

BMI转盘(图12-4)使用方法:BMI转盘外圈是体重,内圈是身高,将测试者的体重和身高值对准到一条直线上,此时BMI箭头对准的数值就是测试者的BMI值,对应的范围就是BMI的分类结果。

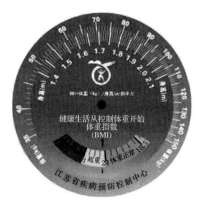

图 12 - 4　BMI 转盘

腰围和体脂率可以直接根据测量值做出评估。

4. 组长讲课

组长:"经过刚才的实践环节,大家对于自己的体重状况已经有了初步的了解。下面我们来讲一下如何开展科学减重。"

(1) 减重计划应长期坚持,以减脂为重点,并且要注意防止反弹。

(2) 减重目标:目标不要设置太高,一年内体重减少值为初始体重的5%—10%。

(3) 减重原则:不要梦想靠单一节食来减重;食物应多样化,减少能量摄入,主要是脂肪摄入;三餐规律。

(4) 减重方法:坚持体育锻炼,减少久坐时间;控制高热量食物(高脂肪食物、含糖饮料和酒类等)的摄入;多吃粮谷类食品及蔬菜水果;制定用餐计划,记录摄入食品种类和重量;减少在外就餐的次数。

活动 4：学习八段锦第八式和收式(20 min)

1. 复习预备式和第一式至第七式

播放八段锦教学视频,教学老师或组长带领学员复习预备式和第一式至第七式。

2. 讲解第八式和收式

第八式:"背后七颠百病消"。① 做法:两脚跟提起,头上顶,稍停,目视前方。两脚跟下落,轻震地面。一起一落为 1 次,共做 7 次。② 做功要点:脚跟起落练人体平衡,起的时候要如平地拔起,脚趾抓地,提肛收腹,让六腑气机处于紧张状态。下落的时候就像山河地震,震动脊柱和督脉。

收式做法:两掌合于腹前,呼吸均匀,周身放松。

3. 带领组员学习八段锦

老师教学或者播放教学视频,组长辅以指导,带领组员练习八段锦。

活动 5：制定周行动计划(15 min)

1. 组长引导语

组长:"现在我们要制定本周的行动计划。这是我们每周都会做的。行动计划是自己想做的事情,预计本周能完成的,是具体的行为,必须能回答做什么、做多少、什么时间做、每周做多少天,完成计划的信心。现在请大家结合今天所学,选择一个戒烟、限酒或减重相关的行为来制定周行动计划。"

2. 组长示范行动计划

组长问副组长本周的行动计划是什么,副组长讲出他的行动计划,接着组长问副组长完成全部计划的自信心有多强。

3. 小组成员结对制定行动计划

请结伴同行的组员,每一组像组长和副组长示范的那样,利用 3 min 制定出周行动计划,并建议把行动计划写下来。

4. 组员交流行动计划

组长请一位自愿的组员报告他的行动计划,然后从他的左边或右边开始,请其他组员逐一报告。组员报告时,组长留心听(做什么、做多少、什么时间做、每周做多少天、信心),以便在过程中及时给予意见及提示。

活动 6：总结(5 min)

1. 组长和组员一起对这次活动进行回顾(回顾时可以问一下组员,做一些补充)

组长:"今天的活动基本结束,请大家共同回顾一下所学的主要内容。首先我们继续进行了解决问题的步骤,接着我们学习了戒烟限酒和体重的控制,此外我们还学习了八段锦第八式和收式,最后我们大家制定了自己一周的行动计划。希望大家每天记下自己行动计划的进度,预备在下周小组活动中报告。下周我们将讨论高血压患者的辅助检查以及如何看懂化验单。非常感谢各位组员今天的参与,我们将会在未来几天跟你们联系,以便了解行动计划进行情况和解答疑问,希望我们结成对子的组员互相提醒和督促,努力完成我们制定的一周行动计划。谢谢!"

2. 收回姓名卡

3. 解答组员提问

组长多留 10 min,回答组员的提问并收拾房间。

注意事项:组长应在未来一周联络组员以跟进他们的行动计划。组长可以把组员名单一分为二,组长、副组长各负责联络半数组员。

第十三章　高血压自我管理第9次小组活动

目的

- 介绍高血压相关的辅助检查
- 介绍如何看化验单
- 复习八段锦

目标

在这次活动结束时,每位组员应该能够:

- 了解高血压相关的检查项目
- 学会看化验单
- 学会习练整套八段锦

准备

- 姓名卡、签到表、活动记录表
- 图 13-1、表 13-1
- 黑板/白板、水笔、粉笔、笔擦
- 白纸、适量铅笔、纸巾
- 电脑、屏幕、音响、八段锦视频/音频
- 化验报告单若干

活动安排(在活动前张贴此活动安排)

- 活动 1:反馈/解决问题(15 min)
- 活动 2:学习看化验单(25 min)
- 活动 3:复习热身,学习健步走(15 min)
- 活动 4:复习八段锦八式(15 min)
- 活动 5:制定周行动计划(15 min)
- 活动 6:总结(5 min)

活动 1: 反馈/解决问题(15 min)

1. 签到,分发姓名卡

2. 组长开场白

组长:"大家好,欢迎继续参与这次小组活动,首先我们汇报一下上周制定的行动计划完成情况,每个组员都有机会分享自己完成行动计划的经验。我会先报告,接着是副

组长。"

3. 组长示范

组长、副组长分别报告自己的行动计划完成情况,为组员示范如何简短报告。

4. 组员交流,组长在组员交流过程中给予相应的回应

组长:"现在听听大家报告行动计划。先从一位自愿的组员开始,然后轮流报告。报告的时候大家首先介绍自己上周的行动计划,再报告行动计划完成了多少。"

5. 解决问题

未完成行动计划的组员进行解决问题步骤。

活动 2：学习看化验单(25 min)

1. 组长讲课

组长:"今天我们将重点学习如何看化验单。实验室检查有助于了解靶器官的功能状态,有利于正确选择治疗药物。血常规、尿常规、肾功能、尿酸、血脂、血糖、同型半胱氨酸、电解质(尤其血钾)为高血压患者的常规实验室检查项目。首先我们了解一下各项检测指标的临床意义。"

(1)血常规:高血压伴血常规异常,提示可能存在甲亢、真性红细胞增多症等导致的继发性高血压,也可预示高血压非常严重,已造成肾功能衰竭,导致肾性贫血。

(2)尿常规:尿常规异常,提示可能存在肾小球肾炎、慢性肾盂肾炎等造成的继发性高血压。若尿中伴微量蛋白尿,提示高血压合并肾脏早期损害,治疗重点除降压外,应改善肾功能。

(3)血糖:包括空腹血糖、OGTT 2 h 血糖和糖化血红蛋白指标。血糖检测能及时发现糖尿病。若患者存在糖尿病肾病,初诊高血压可能是糖尿病造成的。高血压合并糖尿病是危险的组合,发生心血管疾病的风险是普通人群的 4—8 倍,总死亡率增高 4—5 倍。

(4)血脂:包括甘油三酯、总胆固醇、低密度脂蛋白和高密度脂蛋白四项指标。如果血脂异常,则提示高血压可能合并冠心病、脑梗死等,易诱发心脑血管恶性事件。建议这部分患者详细检查,即使检查后未发现心脑血管疾病,也应给予降压调脂治疗,否则冠心病、脑卒中发生率高。

(5)血钾:高血压伴低血钾,提示原发性醛固酮增多症;而高血压伴高血钾,提示肾功能异常。有了这项检查结果,可根据诊断针对性选择特殊治疗。

(6)血尿酸:高血压伴高血尿酸,提示高血压可能是痛风性肾病造成的。需要注意的是,高血压伴高血尿酸,可增加心血管疾病风险,在治疗时,不要应用氢氯噻嗪等增加尿酸的药物。

(7)血肌酐:高血压伴肌酐异常,提示患者肾功能异常,显示高血压处于高危或极高危状态。伴尿毒症时,单纯药物降压效果差,需要辅助透析治疗。

(8)同型半胱氨酸:高血压伴高同型半胱氨酸也叫 H 型高血压,提示发生脑卒中的危险性极高,在常规降压的同时,可服用叶酸,联合治疗效果良好。

2. 集体讨论

如何看化验单?

组长请组员对照自己的化验单,讨论几分钟后发言,副组长记录,组长完善总结。

（1）化验单一般包括检测项目的名称、检查结果、参考值和单位四个部分,项目的检测结果通常会跟参考值进行比较,如果某个项目后面出现"↑""↓"符号,说明检测结果不在参考值范围内,需要予以关注。

（2）高血压患者需要重点了解的检测项目参考值,见表13-1。

表 13-1　高血压患者需重点了解的检测项目参考值

项目	参考值	相关说明
空腹血糖	3.9—6.1 mmol/L	空腹血糖 6.1—7.0 mmol/L 即为空腹血糖受损(IFG);空腹血糖≥7.0 mmol/L 即诊断为糖尿病(如果空腹血糖≥6.1 mmol/L 或任意点血糖≥7.8 mmol/L,建议进行 OGTT)
OGTT 2 h 血糖	<7.8 mmol/L	OGTT 2 h 血糖在 7.8—11.1 mmol/L 范围内为糖耐量异常(IGT);OGTT 2 h 血糖≥11.1 mmol/L 即诊断为糖尿病
糖化血红蛋白	<6.5 mmol/L	糖化血红蛋白≥6.5 mmol/L 即诊断为糖尿病
总胆固醇(TC)	3.2—5.17 mmol/L	TC≥5.2 mmol/L(200 mg/dL)或 LDL-C≥3.4 mmol/L (130 mg/dL)或 HDL-C<1.0 mmol/L(40 mg/dL)即有患心血管疾病的风险*
低密度脂蛋白(LDL-C)	0—3.2 mmol/L	
高密度脂蛋白(HDL-C)	>1.04 mmol/L	
血浆同型半胱氨酸	建议<6 μmol/L	血浆同型半胱氨酸在 6—10 μmol/L 范围内即进入风险阶段;在 10—15 μmol/L 之间为轻度同型半胱氨酸血症;在 15—30 μmol/L 之间为中度同型半胱氨酸血症;在 30 μmol/L 以上即为重度同型半胱氨酸血症
血清肌酐	男性 57—97 μmol/L,女性 41—73 μmol/L(不同医院参考值范围可能略有不同)	尿中检出蛋白即为尿蛋白阳性;血清肌酐值异常或尿蛋白阳性提示可能出现肾损害情况,需要警惕
尿蛋白	阴性	

注:血糖控制目标:空腹血糖 4.4—7.0 mmol/L,餐后 2 h 血糖或高峰值血糖<10.0 mmol/L,糖化血红蛋白(HbA1c)<7%。容易发生低血糖、病程长、老年人、合并症或并发症多的患者,血糖控制目标可以适当放宽。 * 血脂控制目标:高血压合并冠心病、缺血性卒中、外周动脉粥样硬化病、慢性肾病时,建议将低密度脂蛋白控制在 1.8 mmol/L 以下;属于高血压合并糖尿病、TC≥7.2 mmol/L 或 LDL-C≥4.9 mmol/L 情况、吸烟＋HDL<1 mmol/L 情况、吸烟＋≥45 岁男性或≥55 岁女性情况、HDL-C<1 mmol/L＋≥45 岁男性或≥55 岁女性情况时,建议将低密度脂蛋白控制在 2.6 mmol/L 以下;不属于上述情况,只存在 LDL-C≥3.4 mmol/L 情况时,建议将低密度脂蛋白控制在 3.4 mmol/L 以下即可。

3. 组长讲课

组长:"除了实验室检测项目外,为评估高血压的危险性,从而最大程度地降低心血管发病和死亡的危险,高血压患者还应该重点检查以下项目。"

（1）患者应学会在家自测血压,家庭自测血压在评价血压水平和指导降压治疗方面已经成为诊治高血压的重要补充。

（2）心电图、超声心动图。心电图检查旨在发现心肌缺血、心脏传导阻滞、心律失常及左室肥厚。超声心动图在诊断左室肥厚和预测心血管危险方面优于心电图。

（3）颈动脉（和股动脉）超声，可以预测脑卒中和心肌梗死的发生。

（4）眼底镜检查，可发现视网膜病变，有助于高血压危险性的评估。

（5）计算机辅助成像（CT）、头部磁共振成像等，可以发现脑血管病变。

活动3：复习热身，学习健步走(15 min)

1. 组长带领组员复习热身运动并练习(可参考第4次活动)

2. 组长带领组员学习健步走并实地健步走

健步走是一种简便易行的运动方式，不受场地、年龄等因素制约，适合高血压患者经常锻炼。

（1）要点一：调整身体姿势。

从侧面看，使身体保持一条竖直的垂线。耳朵最高点、肩峰、股骨大转子这三个点保持在一条竖直的垂线上。肘关节屈曲成80°—100°角，保持不变。

（2）要点二：调节步幅大小。

最好将步幅控制在身高的40%—50%。

（3）要点三：控制速度节奏。

健步走步频以100—130步/min为宜，速度大约为4—6 km/h，以呼吸有些急促但能清晰讲话为最佳(图13-1,P148)。

3. 组长带领组员复习整理拉伸运动(可参考第4次活动)

活动4：复习八段锦八式(15 min)

通过老师教学或者播放教学视频，组长辅以指导来复习八段锦。

活动5：制定周行动计划(15 min)

1. 组长引导语

组长："现在我们要制定本周的行动计划。这是我们每周都会做的。行动计划是自己想做的事情，预计本周能完成的，是具体的行为，必须能回答做什么、做多少、什么时间做、每周做多少天，完成计划的信心。现在请大家结合今天所学来制定周行动计划。"

2. 组长示范行动计划

组长问副组长本周的行动计划是什么，副组长讲出他的行动计划，接着组长问副组长完成全部计划的自信心有多强。

3. 小组成员结对制定行动计划

请结伴同行的组员，每一组像组长和副组长示范的那样，利用3 min制定出周行动计划，并建议把行动计划写下来。

4. 组员交流行动计划

组长请一位自愿的组员报告他的行动计划,然后从他的左边或右边开始,请其他组员逐一报告。组员报告时,组长留心听(做什么、做多少、什么时间做、每周做多少天、信心),以便在过程中及时给予意见及提示。

活动 6：总结(5 min)

1. 组长和组员一起对这次活动进行回顾(回顾时可以问一下组员，做一些补充)

组长:"今天的活动基本结束,请大家共同回顾一下所学的主要内容。首先我们继续进行了解决问题的步骤,接着我们学习了高血压相关辅助检查,如何看懂化验单,此外我们还练习了八段锦,最后我们大家制定了自己一周的行动计划。希望大家每天记下自己行动计划的进度,预备在下周小组活动中报告。下周我们将讨论高血压患者的综合健康管理以及如何与医生配合。非常感谢各位组员今天的参与,我们将会在未来几天跟你们联系,以便了解行动计划进行情况和解答疑问,希望我们结成对子的组员互相提醒和督促,努力完成我们制定的一周行动计划。谢谢!"

2. 收回姓名卡

3. 解答组员提问

组长多留 10 min,回答组员的提问并收拾房间。

注意事项:组长应在未来一周联络组员以跟进他们的行动计划。组长可以把组员名单一分为二,组长、副组长各负责联络半数组员。

第十四章 高血压自我管理第 10 次小组活动

目的
- 介绍如何与医生配合
- 复习高血压综合管理知识与技能

目标
在这次活动结束时,每位组员应该能够:
- 学会与医生配合
- 巩固高血压综合管理知识与技能
- 制定适合自己的长期计划

准备
- 姓名卡、签到表、活动记录表
- 图 14 - 1、图 14 - 2、表 14 - 1
- 黑板/白板、水笔、粉笔、笔擦
- 白纸、适量铅笔、纸巾
- 电脑、屏幕、音响、八段锦视频/音频

活动安排(在活动前张贴此活动安排)
- 活动 1:反馈行动计划(10 min)
- 活动 2:学习如何与医生配合(10 min)
- 活动 3:回顾所学,巩固知识和技能(20 min)
- 活动 4:复习八段锦(15 min)
- 活动 5:制定长期行动计划(10 min)
- 活动 6:分享收获,展望未来(25 min)

活动 1:反馈行动计划(10 min)

1. 签到,分发姓名卡

2. 组长开场白

组长:"大家好,欢迎继续参与这次小组活动,首先我们汇报一下上周制定的行动计划完成情况,每个组员都有机会分享自己完成行动计划的经验。我会先报告,接着是副组长。"

3. 组长示范

组长、副组长分别报告自己的行动计划完成情况,为组员示范如何简短报告。

4. 组员交流，组长在组员交流过程中给予相应的回应

组长："现在听听大家报告行动计划。先从一位自愿的组员开始，然后轮流报告。报告的时候大家首先介绍自己上周的行动计划，再报告行动计划完成了多少。"

活动2：学习如何与医生配合(10 min)

1. 组长引导语

组长："今天我们将首先讨论如何与医生配合。当我们身体出现不适的时候，我们常常会去医院就诊，让医生了解病情的变化、正确诊断和治疗疾病是就诊过程中很重要的部分。另外，学会与医生进行交流也是改善医患关系的重要手段。因此我们要学会与医生配合的技能，更好地管理自己的健康。"

2. 集体讨论

组长："您在就诊时、和医生沟通时出现过哪些问题？"

组长请组员思考几分钟，列举与医生之间存在的问题，副组长将组员的问题记录在白板上。

3. 集体讨论解决问题

组长："如何解决您和医生之间的这些问题呢？"

组长让组员对前面讨论提出的问题进行集体讨论，提出4—5个解决问题的办法，并征询提出问题的组员是否愿意采取大家提出的建议，选择合适的方法，记录下来并试行。

4. 集体讨论

组长："如何与医生交流？"

组员思考后回答，副组长记录大家的想法。组长进行归纳总结：医生工作时有很多约束，例如时间限制、信息缺乏等，这是为什么要让医生知道我们病情变化的很重要的原因。我们每次看病应该一开始就说出我们担心和关心的事情，而不要等到医生已经看好了，快要走的时候才问问题。和医生交流要从以下几个方面着手：

(1) 准备：列出自己最关心的事和问题。在看病一开始就问医生，用"我"语句。同时，向医生报告自己的症状、生活中的一些变化、所服药物等，以及过去请其他医生看的结果。如果有2个以上的问题，可把整张问题清单交给医生，但是不要希望一次看病就得到全部答案。

(2) 问问题：有关自己的诊断、检查、治疗和随诊或随访的问题。

(3) 重复：在看病讨论的过程中，要将讨论的关键点再重复讲给医生听，如诊断、预后、下一步的治疗方案、治疗措施等等。这给了自己和医生双方一个机会去纠正交流中的误解。

(4) 采取行动：如果不理解医生所说的话，一定要让医生知道。可能的话，请医生提供一份书面的指导。

活动 3：回顾所学，巩固知识和技能(20 min)

1. 组长引导语

组长:"在过去的 2—3 个月里,我们就高血压的自我管理进行了 9 次学习,很多组员克服困难积极参加小组活动,系统学习了高血压健康管理的知识和技能,下面请大家结合所学,讲讲如何开展高血压的综合健康管理。"

2. 集体讨论

组长:"如何开展高血压的综合健康管理?"

从合理饮食、科学运动、戒烟限酒、保持体重、血压监测、药物治疗等方面进行讨论,组员发言,副组长进行记录,组长进行补充总结(结合图 5-2 和前 9 次小组活动回顾)。

(1)高血压自我管理技能包括:

① 定期监测自己的血压并做好记录,家庭自测血压是高血压患者自我管理的核心。

② 定期复查和接受随访,了解病情变化和对治疗方案的遵从程度,以便调整治疗方案。

③ 合理安排饮食,科学适量运动。

④ 应对负面情绪,建立积极思维方式。

⑤ 长期坚持遵医嘱规范服药。

⑥ 戒烟限酒,保持健康体重。

⑦ 控制血糖、血脂,预防并发症,看懂化验单。

⑧ 制定行动计划并实施/反馈。

⑨ 从正规途径学习高血压相关科普知识。

(2)高血压患者应长期坚持生活方式干预(表 14-1),生活方式干预主要措施包括:

① 减少钠盐摄入量,每人每日食盐摄入量逐步降至<5 g,增加钾摄入量。

② 合理膳食,平衡膳食。

③ 控制体重,使 BMI<24 kg/m²;男性腰围<90 cm,女性腰围<85 cm。

④ 不吸烟,彻底戒烟,避免被动吸烟。

⑤ 不饮或限制饮酒。

⑥ 增加运动,中等强度,每周 5—7 d,每次持续 30 min。

⑦ 减轻精神压力,保持心理平衡。

生活方式干预要点可以总结为:健康生活方式六部曲——限盐减重多运动,戒烟限酒心态平。

(3)长期坚持健康生活方式的降压效果:

生活方式干预可以降低血压,预防或延迟高血压的发生,降低心血管病风险。生活方式干预包括提倡健康生活方式,消除不利于身体和心理健康的行为和习惯。生活方式干预应该贯穿高血压治疗的全过程,必要时联合药物治疗。

表 14-1　高血压患者生活方式干预

内容	目标	可获得的收缩压下降效果
减少钠盐摄入	每人每日食盐摄入量不超过 5 g；注意隐性盐的摄入(咸菜、鸡精、酱油等)	2—8 mmHg
减轻体重	BMI<24 kg/m²；腰围<90 cm(男)，腰围<85 cm(女)	5—20 mmHg/减重 10 kg
规律运动	中等强度运动，每次 30 分钟，每周 5—7 次	4—9 mmHg
戒烟	科学戒烟，避免被动吸烟	—
限制饮酒	每日饮酒量限制：白酒<50 mL(50 g)，葡萄酒<200 mL，啤酒<500 mL	—
心理平衡	减轻精神压力，保持心情愉悦	1 mmHg

活动 4：复习八段锦(15 min)

通过播放教学视频，组长辅以指导来复习八段锦(图 14-1、图 14-2，见 P149、P150)。

活动 5：制定长期行动计划(10 min)

1. 组长引导语

组长："现在我们要制定长期的行动计划。行动计划是自己想做的事情，预计能完成的，是具体的行为，必须能回答做什么、做多少、什么时间做、每周做多少天，完成计划的信心。现在请大家结合所学来制定长期行动计划。"

在我们的 10 次课程中，我们给大家推荐了很多行动计划：

□ 坚持测量血压(血压稳定的可以每周测 1 天，早晚各 1 次，每次测 3 遍)。

□ 每天按时规范服药。

□ 每周练习八段锦 5 d，每天上午、下午各 1 次。

□ 每周中等强度锻炼 5—7 d，每次 30 min。

□ 减少烟草使用频率和吸烟量，或戒烟。

□ 减少饮酒频率和饮酒量，或戒酒。

□ 记录家庭用盐情况。

□ 使用限盐勺烹调食物，吃清淡一些。

□ 每天摄入食物种类在 12 种以上，每周在 25 种以上。

大家可以根据之前 9 次行动计划完成情况选择其中几项作为长期行动计划坚持下去，以帮助我们更好地控制血压。

2. 组长示范行动计划

组长问副组长的行动计划是什么，副组长讲出他的行动计划，接着组长问副组长完成全部计划的自信心有多强。

3. 小组成员结对制定行动计划

请结伴同行的组员，每一组像组长和副组长示范的那样，利用 3 min 制定出行动计划，并建议把行动计划写下来。

4. 组员交流行动计划

组长请一位自愿的组员报告他的行动计划，然后从他的左边或右边开始请其他组员逐一报告。组员报告时，组长留心听（做什么、做多少、什么时间做、每周做多少天、信心），以便在过程中及时给予意见及提示。

活动 6：分享收获，展望未来(25 min)

1. 组员分享参加自我管理小组活动的收获和体会

组长："今天是我们自我管理小组最后一次活动。大家参加了 10 次活动，共同学习了高血压健康管理的知识和技能，共同度过了很多美好的时光，相信每个人都有一些收获。最后就有请每一位组员跟大家一起分享一下 10 次自我管理小组活动的收获（所取得的成就、做到的事）和感受、体会，并记录下来。"

在每个人报告完之后，组长问问其他小组成员他们是否注意到了这名组员取得的其他成绩。

2. 组长强调

组长："全组的每个人都取得了一个非常重要的成果：大家能互相帮助。如果我们能帮助别人走过崎岖的疾病之路的话，就不怕自己疾病之路上的困难。帮助他人的人会更快乐、更健康。建议我们在生活中都去想办法成为对别人有用的人。"

全体成员为自己鼓掌，祝贺并肯定自身取得的进步。

组长："我们也认识到，只要我们懂得关注自身健康，制定一个符合我们自身实际情况的自我管理行动计划，并积极行动起来，我们就能取得成就。在自我管理过程中，我们不要忘记，通过交流、寻找和利用社区资源，我们自己解决不了的问题就会在别人的帮助下得到解决。非常感谢各位组员的积极参与，希望大家利用所学的健康管理技能，管理好自己的健康，积极预防高血压和其他慢性疾病，希望我们结成对子的组员互相提醒和督促，努力完成我们的健康目标。希望大家继续参加我们自己组织的活动——健康自我管理。谢谢！"

3. 其他

全体组员合影留念，并可以颁发结业证书、评选优秀学员等形式对学员进行奖励或者肯定，以激励他们更好地进行高血压的自我管理。

（冯圆圆、潘晓群、姜碧佳）

参 考 文 献

［1］林殿.高血压病［M］.北京：人民军医出版社，2008.

［2］《中国高血压防治指南》修订委员会.中国高血压防治指南（2018 年修订版）［M］.北京：中国医药科技出版社，2018.

［3］国家卫生健康委疾病预防控制局.中国居民营养与慢性病状况报告（2020 年）［M］.北京：人民卫生出版社，2022.

［4］国家心血管病中心.中国心血管健康与疾病报告（2019）［M］.北京：科学出版社，2020.

［5］李新华.2018 中国成人烟草调查报告［M］.北京：人民卫生出版社，2020.

［6］CBD 2015 Risk Factors Collaborators. Global, regional, and national comparative risk assessment of 79 behavioural, environmental and occupational, and metabolic risks or clusters of risks, 1990 – 2015：a systematic analysis for the Global Burden of Disease Study 2015 ［J］. Lancet,2016,388(10053):1659 – 1724.

［7］张勇.国内外慢性病防治重要政策概览［M］.北京：人民卫生出版社，2016.

［8］张永青，潘晓群，林萍，等.骨质疏松社区综合干预实用技术［M］.南京：南京师范大学出版社，2015.

［9］秦怀金，陈博文.国家基本公共卫生服务技术规范［M］.北京：人民卫生出版社，2012.

［10］张永青，卞茸文.2 型糖尿病社区综合管理实用技术［M］.北京：人民卫生出版社，2017.

［11］胡晓江，徐金水，姜仑.国家基本公共卫生服务健康管理与实践手册［M］.南京：东南大学出版社，2020.

［12］"健康中国 2030"规划纲要［EB/OL］.［2016-10-16］. http://www. nhc. gov. cn/mohwsbwstjxxzx/s2908/201610/e0ba30afe7fc4f7ea8f49206fb-92ac00. shtml.

［13］健康中国行动（2019—2030 年）［EB/OL］.［2019-07-15］. http://www. nhc. gov. cn/guihuaxxs/s3585u/201907/e9275fb95d5b4295be8308415d4cd1b2. shtml.

［14］张永青，苏建，吕淑荣，等.江苏省城乡居民高血压患病知晓率及其影响因素［J］.中国慢性病预防与控制,2014,22(3):263 – 266.

［15］王继光.中国高血压研究进入新时代［J］.中华心血管病杂志,2019,47(9):718 – 721.

［16］厚磊."健康中国 2030"背景下的高血压防控对策探讨［J］.中华医学杂志,2018,98(39):3134 – 3137.

［17］武鸣，周金意.江苏省慢性病及其危险因素监测报告（2013）［M］.南京：南京师范大学出版社，2016.

［18］ 林果为,王吉耀,葛均波.实用内科学(第 15 版)[M].北京:人民卫生出版社,2017.

［19］ 国家卫生计生委合理用药专家委员会,中国医师协会高血压专业委员会.高血压合理用药指南(第 2 版)[J].中国医学前沿杂志(电子版),2017,9(7):28 - 126.

［20］ CAMPANA E,CUNHA V,GLAVECKAITE S,et al. The use of single-pill combinations as first-line treatment for hypertension: translating guidelines into clinical practice[J]. J Hypertens,2020,38(12):2369 - 2377.

［21］ 中华医学会,中华医学杂志社,中华医学会全科医学分会,等.高血压基层诊疗指南(2019 年)[J].中华全科医学杂志,2019,18(4):301 - 313.

［22］ 中华医学会,中华医学会杂志社,中华医学会全科医学分会,等.高血压基层诊疗指南(实践版·2019)[J].中华全科医师杂志,2019,18(8):723 - 731.

［23］ 中国高血压联盟《家庭血压监测指南》委员会.2019 中国家庭血压监测指南[J].中国医学前沿杂志(电子版),2019,11(5):21 - 25.

［24］ 中国疾病预防控制中心,中国疾病预防控制中心慢性非传染性疾病预防控制中心.中国慢性病及其危险因素监测报告(2018)[M].北京:人民卫生出版社,2021,10.

［25］ 张文彤.SPSS 统计分析高级教程[M].北京:高等教育出版社,2004:59.

［26］ 叶芳,王燕.双重差分模型介绍及其应用[J].中国卫生统计,2013,30(1):131 - 134.

［27］ 模型系列-DID 入门(附 Stata 操作)[EB/OL].[2019-04-12]. https://www. jianshu. com/p/cd8cd6904dcc.

［28］ KIM I S,IMAI K. Weighted linear fixed effects regression models for causal inference [EB/OL].[2019-04-17]. https://cran. r-project. org/web/packages/wfe/index. html.

［29］ 李新,董丹.重复测量资料的广义估计方程分析及 SPSS 实现[J].数理医药学杂志,2012,25(5):549 - 551.

［30］ 中国疾病预防控制中心.中国慢性病及其危险因素监测报告(2013)[M].北京:军事医学出版社,2016:23 - 24.

［31］ World Health Organization. Guidelines for Data Processing and Analysis of the International Physical Activity Questionnaire (IPAQ)—Short and Long Forms,2005.

［32］ 贺洪梅,张爱荣,李晓燕,等.老年糖尿病患者家庭支持与生活质量因素的相关性研究[J].临床医药实践,2006,15(10):787 - 788.

［33］ 肖惠敏,邝惠容.SF-12 量表评价中国老年人生存质量的信度和效度分析[J].中国老年学杂志,2014,34(4):1018 - 1020.

［34］ 苏淑文,王冬.SF-12v2 量表评价社区居家养老模式下老年人健康状况的信度和效度分析[J].中国全科医学,2018,21(34):4262 - 4265.

［35］ 赵龙超,杨展,胡晓,等.SF-12v2 与 SF-36v2 在成都市居民人群中的等效性评价[J].四川大学学报(医学版),2018(1):87 - 92.

［36］ J Ware,M Kosinski,D Turnerbowker,et al. User's manual for the SF-12v2 health survey (with a supplement documenting SF-12 health survey)—ScienceOpen[EB/OL].[2007]. https://www. scienceopen. com/document? vid=2afd0468-f217-4cf3-aab7-783e1c9c02f1.

［37］中华人民共和国卫生部疾病控制司.中国成人超重和肥胖症预防控制指南［M］.北京:人民卫生出版社,2006.

［38］王临虹.慢性非传染性疾病预防与控制［M］.北京:人民卫生出版社,2018.

［39］中华医学会糖尿病学分会.中国2型糖尿病防治指南(2020年版)［J］.中华糖尿病杂志,2021,13(4):315-409.

［40］董建群.慢性病患者自我管理实践:高血压［M］.北京:人民卫生出版社,2015.

［41］国家心血管病中心.国家基层高血压防治管理指南(2017 V1.4)［M］.北京:北京联合出版公司,2017.

［42］中国成人血脂异常防治指南修订联合委员会.中国成人血脂异常防治指南(2016年修订版)［J］.中国循环杂志,2016,31(10):937-950.

［43］冯连世.运动处方［M］.北京:高等教育出版社,2020.

［44］中国高血压联盟《家庭血压监测指南》委员会.2019中国家庭血压监测指南［J］.中国循环杂志,2019,34(7):635-639.

［45］石蕴琦.初诊高血压需做多项检查［J］.益寿宝典,2018(33):14.

［46］胡冰.高血压患者如何进行体检［J］.健康生活,2013(5):26.

［47］国家卫生健康委员会疾病预防控制局,国家心血管病中心,中国医学科学院阜外医院,等.中国高血压健康管理规范(2019)［J］.中华心血管病杂志,2020,48(1):10-46.

［48］瑞克里,琼斯.老年人体适能测试手册［M］.安江红,谭京京,孙金秋,译.北京:人民体育出版社,2017.

［49］中国健康教育中心.文明健康绿色环保生活方式手册［M］.北京:人民卫生出版社,2021.

［50］国家体育总局健身气功管理中心.健身气功·八段锦［M］.北京:人民体育出版社,2018.

［51］ZHAO J,LIU R Y. Stroke 1-2-0:a rapid response programme for stroke in China［J］.LancetNeurol,2017,16(1):27-28.

［52］《中国脑卒中防治报告》编写组.《中国脑卒中防治报告2019》概要.中国脑血管病杂志,2020,17(5):272-281.

［53］中国卒中学会.中国卒中学会发布2021年世界卒中日宣传主题与口号［EB/OL］.［2021-09-09］https://www.chinastroke.net/♯notice? id=1435873722032320513.

［54］老年生活报.八段锦这样打,比药更有效!打通经络,一身轻松!［EB/OL］(2020-03-02)［2021-10-26］.https://xw.qq.com/cms.

［55］肖丹.原来这么多疾病与吸烟有关［J］.大众健康,2021(5):17-19.

［56］中国营养学会.中国居民膳食指南(2022)［M］.北京:人民卫生出版社,2022.

［57］过云峰.血压测量注意细节［J］.家庭科技,2019(2):28-29.

［58］GB 28050—2011.食品安全国家标准　预包装食品营养标签通则［S］.2011.

［59］中国心血管病风险评估和管理指南编写联合委员会.中国心血管病风险评估和管理指南［J］.中国循环杂志,2019(1):4-28.

什么是健康自我管理

健康自我管理就是通过系列的小组活动，学习和掌握维护健康和慢性病防治必要的技能，在卫生专业人员的协助下，自己学会照顾好自己的健康，自己承担起主要的预防性和治疗性保健任务来提高生活质量，延长健康寿命。

自我管理的任务包括

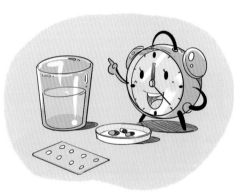

① 照顾好自己的身体,改变膳食不合理、身体活动不足、吸烟等影响健康的高危行为，定期进行医学检查，患病时遵医嘱定期服药等。

② 管理好疾病带来的各种情绪，妥善处理情绪的变化，如抑郁、焦虑以及恐惧等。

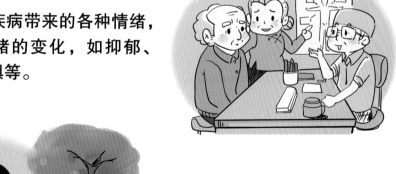

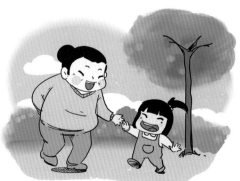

③ 履行好自己的责任和义务，完成日常活动，正常参加工作、与家人朋友相处等。

图 5-1　什么是健康自我管理

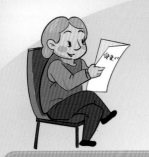

获取健康相关知识

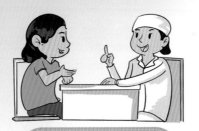

学习与人沟通、交流的技巧

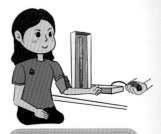

血压测量

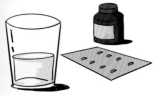

正确用药

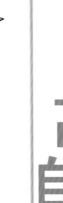

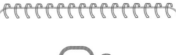

高血压自我管理的技能

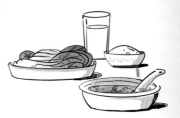

合理膳食

适量运动

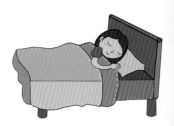

改善睡眠质量

戒烟限酒

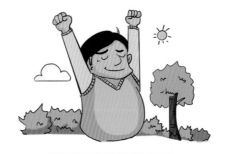

缓解精神紧张，释放压力

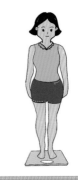

控制体重

图 5-2　高血压自我管理的技能

血压测量方法

（1）测量前要求

» 测量前1h内避免剧烈运动或锻炼以及进食、喝饮料(水除外)，特别是含咖啡因的饮料，例如茶、咖啡；

» 避免长时间暴露于过高或过低的温度下；

» 测量前30min 停止吸烟；

» 排空膀胱；

» 安静休息5 min。

（2）测量要点

» 保持安静，坐在椅子上双脚平放，掌心向上，虚握；

» 测量时精神放松，避免用力、说话和移动；

» 按下"开始/停止"键，开始测量，完成测量后记录血压值。

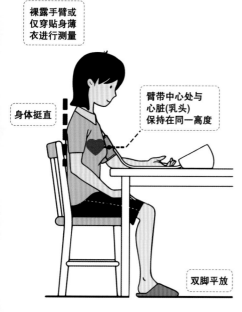

裸露手臂或仅穿贴身薄衣进行测量

身体挺直

臂带中心处与心脏(乳头)保持在同一高度

双脚平放

桌子和椅子的理想高度差是25—30 cm；
家庭中桌子和椅子的高度差一般是20—35 cm。

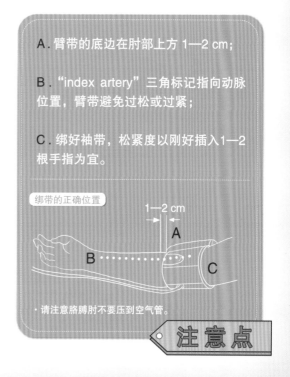

A.臂带的底边在肘部上方 1—2 cm；

B."index artery"三角标记指向动脉位置，臂带避免过松或过紧；

C.绑好袖带，松紧度以刚好插入1—2根手指为宜。

绑带的正确位置

1—2 cm

A

B

C

·请注意胳膊肘不要压到空气管。

注意点

图 5-3 血压测量方法

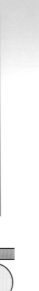

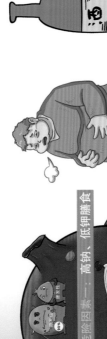

什么是高血压？

在未使用抗高血压药的情况下，非同日3次测量诊室血压，SBP≥140 mmHg和/或 DBP≥90 mmHg。

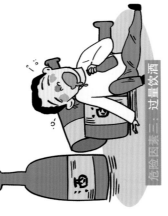

危险因素一：高钠、低钾膳食

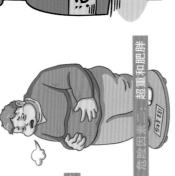

危险因素二：超重和肥胖

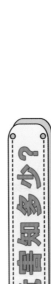

危险因素三：过量饮酒

危险因素四：长期精神紧张

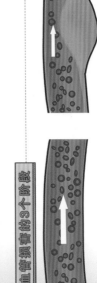

其他危险因素：年龄、高血压家族史、缺乏体力活动。

熬夜　打游戏　追剧

高血压，危害知多少？

长期高血压会造成心、脑、肾、眼等全身血管损害。严重时发生脑卒中、心肌梗死、心力衰竭、肾功能衰竭等危及生命的临床并发症。

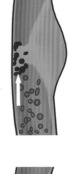
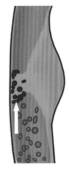
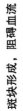

血管损害的3个阶段

正常血液流动　　　斑块形成，阻碍血流　　　斑块破裂，血栓形成，堵塞血管

图6-1　什么是高血压

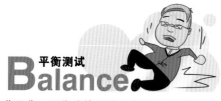

Balance 平衡测试

指平衡，平衡或协调能力丧失，突然出现行走困难；

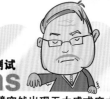

Eyes 视力测试

指眼睛，突发的视力变化，视物困难；

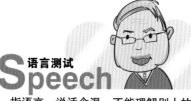

Face 面部测试

指面部，面部不对称，口角歪斜；

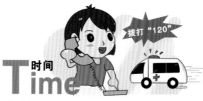

Arms 举手测试

指手臂，手臂突然出现无力感或麻木感，通常出现在身体一侧；

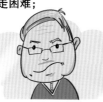

Speech 语言测试

指语言，说话含混、不能理解别人的语言；

Time 时间

拨打"120"

指时间，上述症状提示可能出现卒中，请勿等待症状自行消失，立即拨打"120"获取医疗救助。

发生了脑卒中应怎样正确急救？

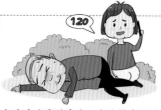

如有人突发脑卒中，身边的亲朋首先要沉着冷静，立即拨叫"120"呼叫救护车，并简单叙述病情，让急救医生做好抢救准备。

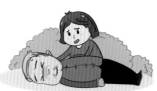

❶ 将患者放平，让患者呈仰卧位，不要枕枕头，并且让患者的头偏向一侧，避免在呕吐的时候发生呛咳，误吸到肺部造成患者窒息；

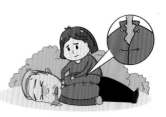

❷ 将患者的上衣领扣解开，及时清除患者口腔中的异物，如假牙、呕吐物等，让患者保持呼吸顺畅；

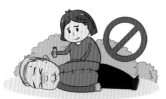

❸ 不要给患者服用药物，因为脑卒中可分为出血性和缺血性两种，在没有确诊以前，绝对不能随意用药，一旦用反了必会加重病情；

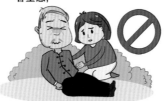

❹ 患者需要运送时，切忌将患者扶直坐起，不要抱、拽、背、扛患者。

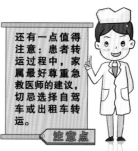

还有一点值得注意：患者转运过程中，家属最好尊重急救医师的建议，切忌选择自驾车或出租车转运。

注意点

图 6-3　脑卒中早期识别和应对

高血压患者的饮食原则

一、控制食盐摄入，吃富含钾的食物

» 家庭烹调用盐是我国居民膳食钠的主要来源，其次为高盐调味品，另外许多加工食品中钠盐含量较高，因此还要少吃高盐食品。

» 世界卫生组织和《健康中国行动(2019—2030年)》建议人均每日食盐摄入量不超过5 g。

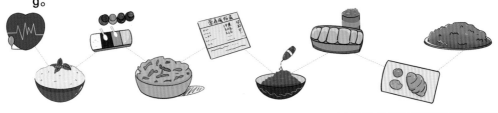

二、控制总热能，热能摄入量以达到或维持理想体重为宜

» 三餐定时定量，少吃或不吃夜宵。在日常饮食中应减少动物食品和动物油的摄入，减少反式脂肪酸摄入。

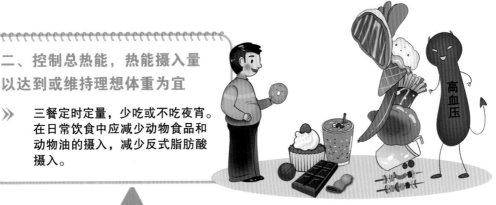

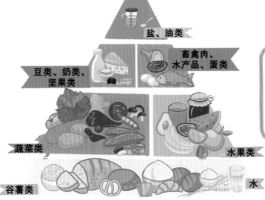

三、食物多样化的平衡膳食

» 平均每天摄入食物种类在12种以上，每周在25种以上。

四、多饮水、限制饮酒

» 高血压患者不饮酒，如饮酒，每日摄入酒精量男性不超过25 g，女性不超过15 g。

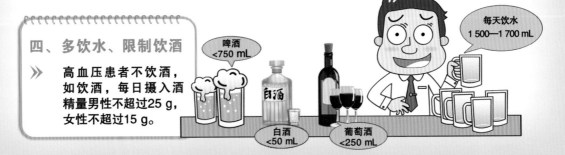

图 7-1　高血压患者的饮食原则

常见食品或作料中的隐形盐

>> 常见隐形盐的来源包括调味品、腌制品、熟肉制品和方便快餐食品，部分食品或作料中的钠盐含量：

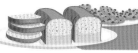 咸面包(100 g)　　　　含盐量：1.3 g

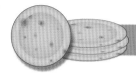 大饼(100 g)　　　　含盐量：1.5 g

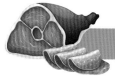 熟肉及肉制品(100 g)　　含盐量：2.5 g

 咸鸭蛋(1 个)　　　　含盐量：3.5 g

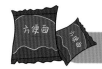 方便面(1 包)　　　　含盐量：5 g

 酱油(10 mL)　　　　含盐量：1.5 g

 豆瓣酱(10 g)　　　　含盐量：1.5 g

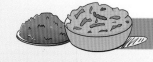 腌咸菜(10 g)　　　　含盐量：1.7 g

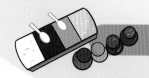 味精(10 g)　　　　含盐量：2 g

图 7-2　常见食品或作料中的隐形盐

富含钾的食物

新鲜蔬菜 》

如菠菜、苋菜、油菜、韭菜、茄子、竹笋等。

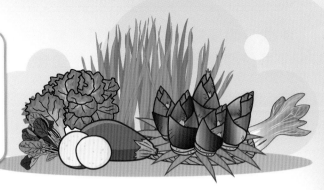

新鲜水果 《

如香蕉、苹果、橘子、葡萄等。

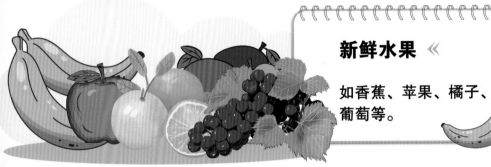

豆类食物 》

如黄豆、红豆、豌豆等。

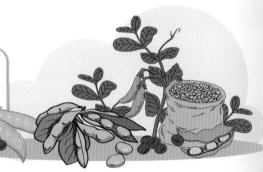

菌菇类 》

如蘑菇、木耳、香菇等。

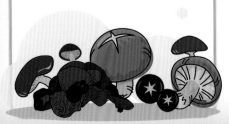

薯类 《

如土豆、山药等。

图 7-3　富含钾的食物

运动锻炼的活动形式

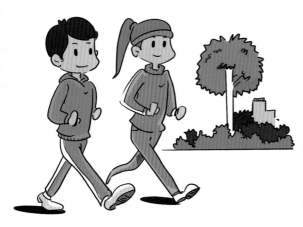

1. 有氧耐力活动

指以躯干、四肢等大肌肉群参与为主，有节律、时间较长、能够维持在一个稳定状态的身体活动，活动时需要氧气参与能量供应，以有氧代谢为主要供能途径。

2. 肌肉力量锻炼

指一组肌肉群反复多次的强力收缩活动。

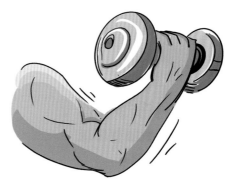

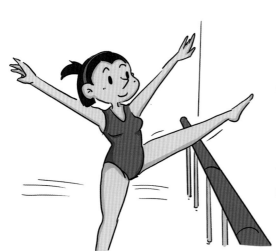

3. 关节柔韧性练习

指通过躯体或四肢的伸展、屈曲和旋转运动，锻炼关节的柔韧性和灵活性。

图 8-1　运动锻炼的活动形式

热身运动动作图解

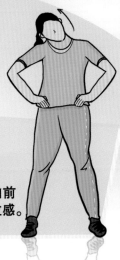

头部运动
让肩颈更健康

动作要点：
身体直立，双手叉腰，双脚分开与肩同宽；头部依次向前侧、右侧、后侧、左侧拉伸，尽可能使颈部有明显抻拉感。

伸臂摇摆
让上肢更柔韧

动作要点：
身体直立，双脚分开与肩同宽；先将双臂向前平举，然后同时向右振臂，再向左振臂；还原后换另一侧交替进行。

弓步下蹲振臂
让双腿更舒适

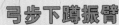

动作要点：
双脚前后开立，右脚在前，左脚屈膝下蹲，同时向后振臂；还原后换另一侧交替进行。

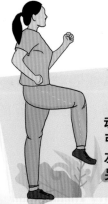

弓步提膝
让膝关节更安全

动作要点：
弓步站立；右臂在前，左臂在后，呈摆臂姿势；右脚蹬地，左腿提膝向前，使大腿与地面平行，同时摆臂；还原后换另一侧交替进行。

图 8-2　热身运动动作图解

抗阻力运动动作图解

抗阻力动作一：蹲起

◆ **动作要领：**

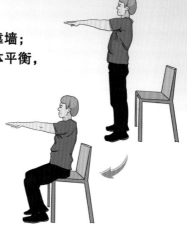

① 站在椅子前，双脚分开与肩同宽，椅子的后背靠墙；
② 慢慢屈膝屈髋的同时利用双臂前平举来保持身体平衡，最后坐在椅子上；
③ 停顿一下并将身体重心落到椅子上；
④ 脚后跟使劲向下踩，伸膝伸髋，回复站立姿势；
⑤ 重复进行8—12次，或者做到感到疲劳为止。

◆ **安全注意事项：**

① 确保椅子结实稳固，椅子后背紧密靠墙；
② 锻炼不能过度，锻炼过程中不应感到疼痛。

抗阻力动作二：胸推

◆ **动作要领：**

① 在站姿时，将弹力带放在上背后面，恰好在腋下的位置，然后双手抓住弹力带的末端；
② 两手用力向前伸且与地面保持平行，直到肘关节伸直为止；
③ 慢慢地回复开始时的位置，完成8—12次重复动作。

◆ **安全注意事项：**

① 慢速地在可控状态下进行这项运动；
② 前伸胳膊时呼气，胳膊收回时吸气。

抗阻力动作三：肱二头肌弯曲

◆ **动作要领：**

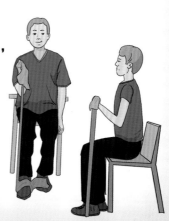

① 坐在椅子上，抬起右脚，将弹力带的一端绕在该脚上，然后再将脚平放在地面上；
② 慢慢地弯曲右臂肘关节，手掌向上伸向肩膀；
③ 慢慢地回复开始时的姿势，完成8—12次重复动作；
④ 将弹力带换到左侧，用左臂重复练习。

◆ **安全注意事项：**

① 确保弹力带安全地绕在脚上；
② 只有肘关节屈曲，手不能弯曲。

图 8-3　抗阻力运动动作图解

整理运动动作图解

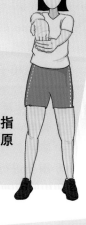

拉伸前臂
活动前臂，让上肢更加柔韧

动作要点：
身体直立，双脚打开与肩同宽；右臂伸直抬起，掌心向前，指尖向下，左手将右手拉向身体，使右前臂有明显抻拉感；还原后换另一侧交替进行。

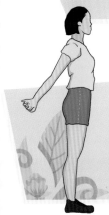

胸部拉伸

动作要点：
保持站立姿势，使双脚分开与肩同宽，双手在背后抓握，慢慢地将肩胛骨向中间挤压，直到胸部、肩部和手臂有抻拉感，保持10—30 s后放松，重复3—5次。

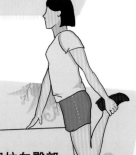

大腿拉伸
提高平衡能力，使膝关节更长寿耐久

动作要点：
身体直立，左手扶好稳固的椅子，右手抓住右脚踝拉向臀部，使大腿前侧有明显抻拉感，同时伸展左臂；还原后换另一侧交替进行。

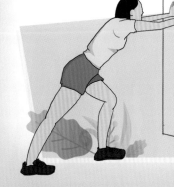

推墙脚跟踩地的小腿拉伸

动作要点：
面向墙站立，距离墙一臂多远，左腿向前迈一步，弯曲左膝盖。将手臂抬至肩膀高度，手掌平放在墙面上，双手之间距离与两肩同宽，稍微弯曲右膝盖，直到右侧小腿肌肉有抻拉感，保持10—30 s，换另一侧交替进行。

图 8-4　整理运动动作图解

不同降压药的作用机制

A(ACEI血管紧张素转化酶抑制剂)

药理作用：通过抑制血管紧张素转化酶，阻断肾素血管紧张素系统，发挥降压作用。

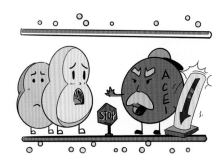

A(ARB血管紧张素Ⅱ受体拮抗剂)

药理作用：阻断血管紧张素Ⅱ型受体，发挥降压作用。

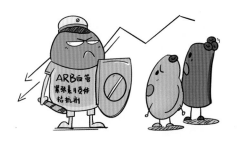

B(β受体阻滞剂)

药理作用：通过抑制过度激活的交感神经活性，抑制心肌收缩力，减慢心率发挥作用。

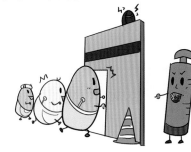

C(CCB钙通道阻滞剂)

药理作用：阻断血管平滑肌细胞上的钙离子通道，发挥血管降血压的作用。

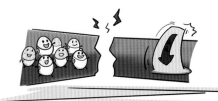

D(利尿剂)

药理作用：通过利钠排水，降低血液容量负荷发挥降压作用。

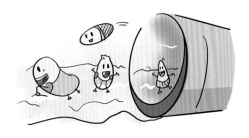

图9-1 不同降压药的作用机制

常见负面情绪 🙁

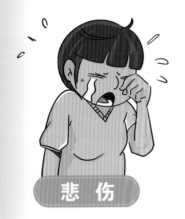

悲 伤

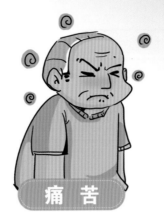

痛 苦

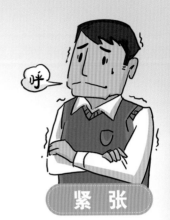

紧 张

现代医学将情绪分为九类：兴奋、愉快、惊奇、悲伤、厌恶、愤怒、恐惧、轻蔑、羞愧。其中，兴奋和愉快是积极的情绪，惊奇是中性的情绪，剩余的6种是负面情绪。

心理学上把焦虑、紧张、愤怒、沮丧、悲伤、痛苦等情绪统称为负面情绪。

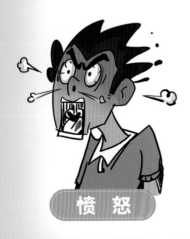

愤 怒

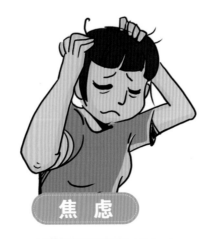

焦 虑

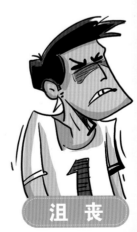

沮 丧

图 10-1　常见负面情绪

应对负面情绪的方法 📖

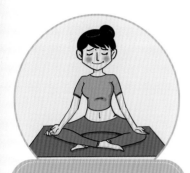

祈祷或冥想

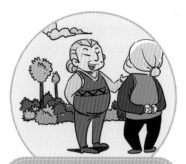

**打电话向朋友
倾诉或与他人交谈**

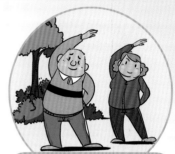

健身活动

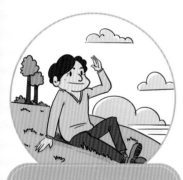

放松活动

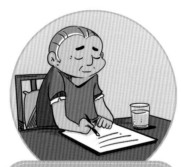

**写出或回忆生命中
感恩或者愉快的事**

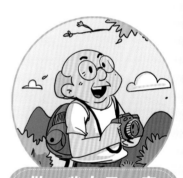

**做一些自己一直
想做而未做的事情**

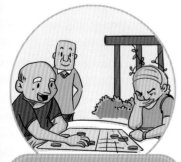

**离开住所参与
社交活动**

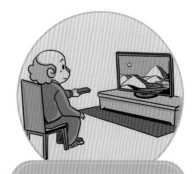

看电影或者电视

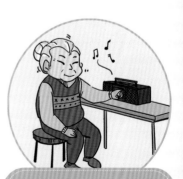

听音乐

图 10-2　应对负面情绪的方法

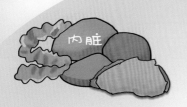

动物内脏

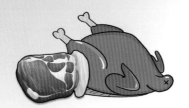

动物脂肪

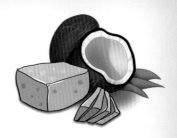

黄油、椰子油

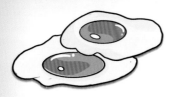

禽类蛋黄

富含
饱和脂肪酸、
胆固醇
和反式脂肪酸
的食物

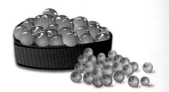

鱼籽

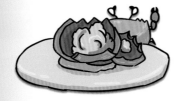

蟹黄

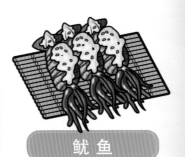

鱿鱼

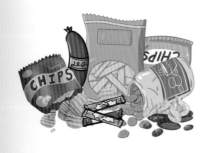

饼干

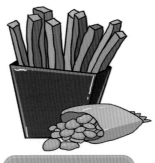

薯条

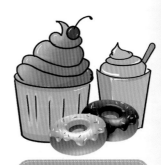

蛋糕

图 11-1　富含饱和脂肪酸、胆固醇和反式脂肪酸的食物

1 烟草烟雾中有7 000多种有害物质、至少有69种致癌物质，能导致20多种癌症，引发多种呼吸系统疾病，危害口腔健康，并能导致阳痿，影响生育，加速皮肤老化。

2 对于高血压患者，烟草中的有害物质会导致血压升高，增加冠心病、脑卒中、猝死、外周血管病发生的风险。吸烟还可降低高血压患者对降压药的敏感性，使降压效果不理想，甚至需要加大药物剂量。

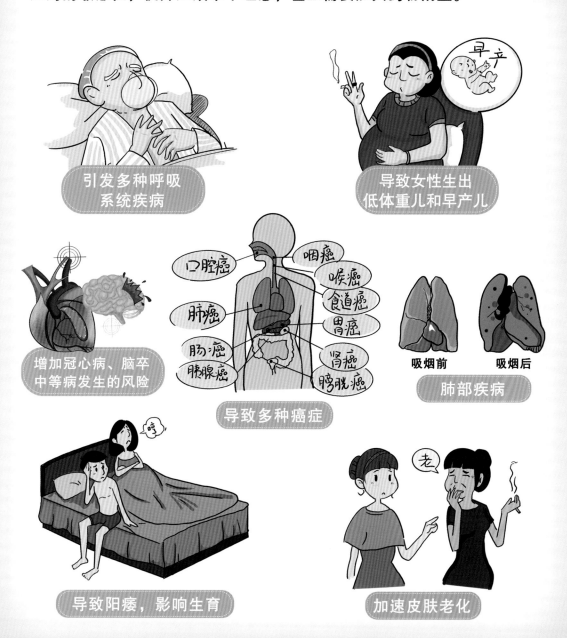

引发多种呼吸系统疾病

导致女性生出低体重儿和早产儿

增加冠心病、脑卒中等病发生的风险

导致多种癌症

口腔癌　咽癌　喉癌　食道癌　胃癌　肺癌　肠癌　胰腺癌　肾癌　膀胱癌

吸烟前　吸烟后

肺部疾病

导致阳痿，影响生育

加速皮肤老化

图 12-1　吸烟的危害

饮酒的危害

① 长期过量饮酒会对中枢神经系统、消化系统等造成损害，严重危害健康，引发如肝硬化、胃溃疡、恶性肿瘤、慢性酒精中毒性精神障碍等疾病，还能导致人格改变，使交通事故和暴力事件增加。

② **酒精对血压控制的影响：** 过量摄入酒精使血压波动加大。长期过量摄入酒精导致血压升高，同时血管受损、硬化，中风、心梗等心脑血管事件增加。酒精会使肝微粒体氧化酶灭活，从而损伤肝细胞对许多药物的代谢和解毒功能，可对抗降压药的作用，使血压不易控制。

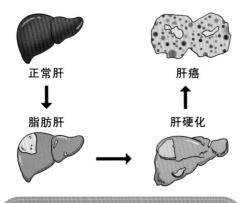

对消化系统损害：酒精性肝炎、肝硬化、肝癌、胃溃疡、胆囊炎

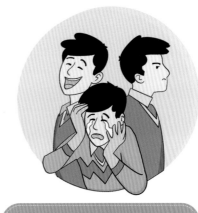

精神心理疾病和人格改变

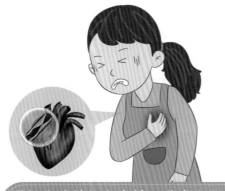

增加交感神经兴奋性，升高血压，增加中风、心梗等心脑血管事件

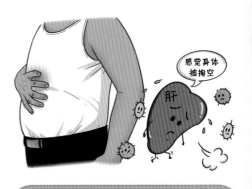

损伤肝细胞对许多药物的代谢和解毒功能，影响降压药疗效

图 12-2　饮酒的危害

戒烟成功的关键 🚭

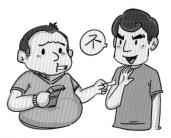

● 自制力：无论在什么情况下，用毅力克制自己，哪怕一小口也不吸。

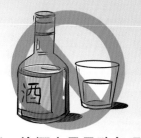

● 少饮酒：饮酒容易导致复吸。

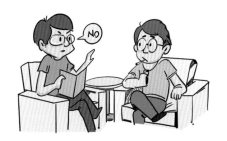

● 家人和朋友共同戒烟：鼓励一起戒烟，互相督促。

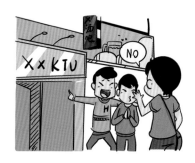

● 减少可能导致吸烟的机会：避免去那些可能有人吸烟的场所。

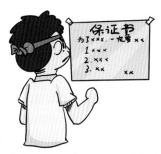

● 时常提醒：在想吸烟的时候提醒自己要坚持。

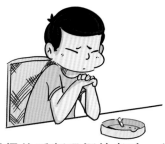

● 经受得住重新吸烟的考验：分析重新吸烟的原因，避免复吸。

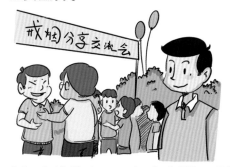

● 永远充满信心：已经有上百万吸烟者成功戒烟。

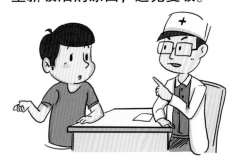

● 必要时求助医生：尼古丁替代疗法（NRT）是目前最常用的戒烟药物治疗方法之一。

图 12-3　戒烟成功的关键

健步走要点

要点一：调整身体姿势

从侧面看，使身体保持一条竖直的垂线。耳朵最高点、肩峰、股骨大转子这三个点保持在一条竖直的垂线上。肘关节屈曲成80°—100°角，保持不变。

要点二：调节步幅大小

最好将步幅控制为身高的40%—50%。

要点三：控制速度节奏

健步走步频以100—130步/min为宜，速度大约为4—6 km/h，以呼吸有些急促但能清晰讲话为最佳。

注意点

健步走之前要做好热身运动，结束后要做好整理活动，同时注意补充水分。

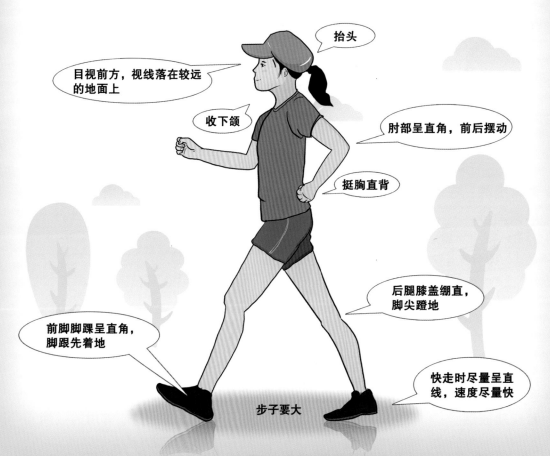

图 13-1　健步走要点

八段锦

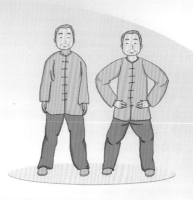

◇ 预备式

左脚开立，与肩同宽，微微下蹲，两掌呈半圆抱于腹前，接着调息，呼吸几次，使身心平顺。

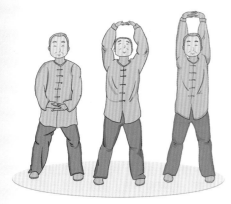

第一式："两手托天理三焦"

做法：两掌五指分开，腹前交叉，双腿伸直，两掌上托于胸前，内旋向上托起，掌心向上，抬头目视，然后手掌停一停，目视前方。膝关节微屈，两臂下落，两掌心向上捧于腹前。这样一上一下为1次，共做6次。

做功要点：一定要掌根用力上撑，配合着百会上领，身体气机就能往上升。同时手臂上托贴耳，两臂基本平行，在后背形成一个夹脊的动作，就是做到位了。

第二式："左右开弓似射雕"

做法：左脚向左开步，两掌向上交叉于胸前。两腿马步，就像左右开弓射箭一样，右掌拉至右胸前，左掌呈八字掌(大拇指和食指呈"八"字，其余三指后屈)向左推出，把"弓"拉到最满，眼睛盯着指尖。然后重心右移，右手画弧，左脚回收，两掌捧于腹前并步站立。反方向来一次，共做3次。

做功要点："左右开弓"不光能打开整个僵硬的肩背，拉到最满的时候食指指尖也会微微发麻。

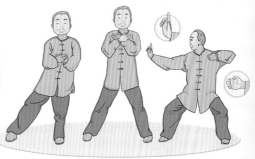

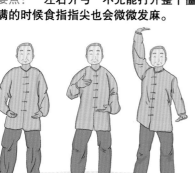

第三式："调理脾胃须单举"

做法：左手掌根上撑，上举至头左上方，右掌根下按。然后左臂下落于腹前，一左一右做3次。

做功要点："撑天按地"的时候力在掌根，指尖方向要相对，才能充分抻拉到大肠经。

第四式："五劳七伤往后瞧"

做法：两腿微屈挺膝，手臂于两侧伸直，掌心外旋向上，头尽量向后转，目视左斜后方，稍停。两臂内旋收回两侧，两腿微屈，目视前方。一左一右做3次。

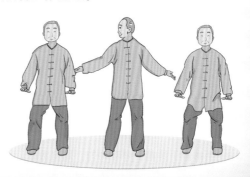

图 14-1　八段锦

第五式："摇头摆尾去心火"

做法： 右脚开步站立，两腿微屈，两掌经两侧上举，两腿半蹲为马步，两臂向双腿降落，扶于膝关节上方。身体重心右移，俯身经过右脚面，重心放低，由尾骶骨带动上体向左旋转，经过左脚面。然后身体重心后移，上体后摇由右向左向前旋转，身体立起。一右一左做3次。

做功要点： 身体摇转时使脖颈和尾骶骨尽量对拉伸长，速度缓慢，柔和连贯。脖子全程不要硬着，下颌不刻意内收或扬起，使颈部肌肉尽量地放松伸长。

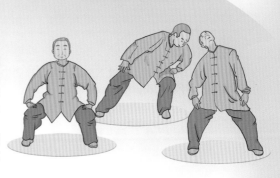

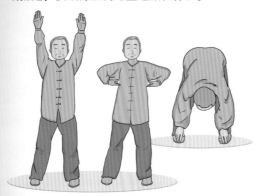

第六式："两手攀足固肾腰"

做法： 两腿挺膝站立，两臂向前向上举起，掌心向前，目视前方。两臂屈肘，两掌心向下，按至胸前，两掌反穿至背后，沿着脊背向下摩运至臀部，同时上体前屈，两掌沿腿至脚面，两膝挺直，目视前下方。两掌前举上升，脊柱随之升起。一上一下为1次，共做6次。

做功要点： 双手按摩腰背下肢后方时要稍微用力，向上挺身时需以臂带身一节节起来。

第七式："攒拳怒目增气力"

做法： 左脚向左开步，脚蹬马步，两掌握拳于腰侧，大拇指在内，拳眼向上。左拳向前冲出，拳眼向上，怒目而视，左拳变掌，再旋腕握固成拳，收回腰处。一左一右做3次。

做功要点： 这个功法细节挺多，比如脚趾抓地、握固冲拳、怒目圆睁。

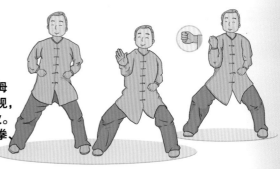

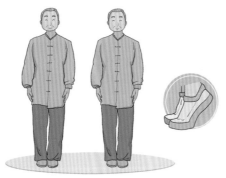

第八式："背后七颠百病消"

做法： 两脚跟提起，头上顶，稍停，目视前方。两脚跟下落，轻震地面。一起一落为1次，共做7次。

做功要点： 脚跟起落练人体平衡，起的时候要如平地拔起，脚趾抓地，提肛收腹，让六腑气机处于紧张状态。下落的时候就像山河地震，震动脊柱和督脉。

收式

做法： 两掌合于腹前，呼吸均匀，周身放松。

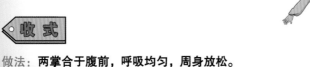

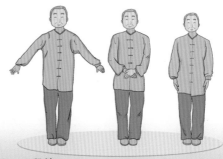

图 14-2　八段锦